LUZIFER
VERLAG

SARAH ARNDT

EMMA

ICH BIN DIR NÄHER ALS DU DENKST

PSYCHOTHRILLER

LUZIFER
VERLAG

Deutsche Erstausgabe

www.luzifer-verlag.de

Umschlag: Michael Schubert | Luzifer-Verlag
Printed in Germany

Dieses Buch wurde nach Dudenempfehlung (Stand 2023) lektoriert.

ISBN: 978-3-95835-745-7

Bibliografische Information der Deutschen Nationalbibliothek:
Die Deutsche Nationalbibliothek verzeichnet diese Publikation in der Deutschen Nationalbibliografie; detaillierte bibliografische Daten sind im Internet über http://dnb.d-nb.de abrufbar.

PROLOG

Ihr Kopf schmerzte und pochte, als würden Millionen kleiner Drucklufthämmer ihre Schädeldecke bearbeiten. Es konnte sich nur noch um Minuten handeln und alles hätte endlich ein Ende.

Die Folter, die sie die letzten paar Stunden, vielleicht sogar Tage – das Zeitgefühl war ihr gänzlich abhandengekommen – durchleben musste, die überwältigenden Gefühle und schmerzvollen Erinnerungen, die ihr im Kopf schwirrten, all das hatte bald ein Ende.

Das Schreien hatte sie längst aufgegeben, und selbst wenn noch ein Funken Hoffnung in ihr schimmern würde, gerettet zu werden, fehlte ihr die Kraft dazu.

Sie fühlte sich einfach zu schwach.

Die unglaubliche Kälte, die ein schmerzvolles Kribbeln und betäubendes Gefühl in ihr hervorrief, war kaum noch zu ertragen. Auch ihre Arme glichen mittlerweile erschlaffenden, unheimlich schweren Ballasten, die rückwärts von ihr weg um einen Baum geschlungen waren.

Ihre Fingerspitzen, die aufgrund der viel zu festen Schlingen um ihre Handgelenke, die sie an Ort und Stelle hielten, und der beißenden Kälte bereits blau angelaufen waren, konnten sich beinahe berühren.

Handelte es sich überhaupt um einen Baum, an den sie gebunden war? Sie wusste es nicht.

Das Einzige, was sie noch richtig zu spüren vermochte, stellte eine warme, flüssige Maske dar, welche ihre Wangen hinunterlief und feuchte, nach Eisen riechende und schmeckende Linien hinterließ. Durch die Maske blieb der Blick auf das Blut in ihrem Gesicht verwehrt.

Sie selbst konnte nur leichte Lichtstrahlen erhaschen, die sich einen Weg durch die kleinen, feinen Löcher der Maske bannten, und an sich selber hinunterschielen.

Ihrem Körper, der vor Anstrengung und Qualen zitterte, entwich allmählich die Energie, sich auf den Beinen zu halten. Wenn sie sich jedoch fallen ließ, würden ihr die Bänder, die zur Stabilisation um ihren Hals gebunden waren, die Luftzufuhr abschnüren. Sie war kaum noch in der Lage, klare Gedanken zu fassen. Das Einfachste wäre die Akzeptanz gewesen und sich dem Schicksal hinzugeben. Doch das ähnelte ihr keinesfalls, und sie hatte auch nicht vor, so zu enden. Selbst als ihr Bruder starb, war sie jederzeit für ihre Eltern da gewesen und hatte ihnen eine Stütze geboten, die sie selber vonnöten gehabt hätte. Deshalb weigerte sie sich entschlossen, ihren eigenen Tod mit ausgestreckten Armen willkommen zu heißen.

Es kam ihr einfach nicht in den Sinn, womit sie das verdient hatte.

»Bald wirst du der Hölle ausgesetzt sein und für das bestraft werden, was du getan hast«, flüsterte jemand dem Mädchen ins Ohr. Sie spürte die Atemluft der Person, die ihr Ohrläppchen streifte. Diese stand ganz dicht bei ihr, während sie ihr beim Sterben zusah. Ekel kroch ihre Speiseröhre hinauf. Übergeben tat sie sich allerdings nicht.

Diese Stimme war von Hass erfüllt, jedoch war ihr auch das Machtgefühl klar zu entnehmen.

»Aber vorerst kommen wir zur Krönung«, hauchte die Stimme.

Sie hatte diesen Menschen noch nie zuvor gesehen, und wurde jetzt für etwas bestraft, wovon sie nicht wusste, dies je getan zu haben. Doch wer war dieser Jemand?

Mit diesem letzten Gedanken setzte ein so großer Schmerz ein, von dem sie niemals hätte träumen können, und sie merkte erst jetzt, dass sie gar keine Stimme mehr besaß, um zu schreien.

1

EMMA

»Verdammt. Eine Schande, dass dieser Mistkerl immer noch hinter nicht Gittern sitzt!« Mom schlug verärgert das Handtuch aus, bevor sie es zurück über den Griff des kleinen Backofens hing, und lehnte sich an die Spüle.

Wir alle sahen gebannt auf den Fernseher, der im Wohnzimmer stand. Obwohl wir in der Küche saßen, war es uns nun, seit wir in dem neuen Haus lebten, möglich, auch während der Mahlzeiten das Weltgeschehen zu verfolgen. Ausschließlich Nachrichten während der Mahlzeiten. Das war eine Regel, die Mom und Dad aufgestellt hatten, nachdem sie gemerkt hatten, dass Seb oder ich bei irgendwelchem Schrott, den täglich sämtliche Sender ausstrahlten, zu abgelenkt oder zu gelangweilt waren. Die Nachrichten aber trugen dazu bei, unser Wissen zu erweitern. Nicht wie die Blondine, die mal wieder ihren Freund betrogen hatte und nun um Vergebung bettelte, da ihr ja gar keine andere Wahl blieb. Was sollte man auch anderes tun, umgeben von 13 Single-Männern in einer Villa. Vor allem, wenn die einzig konsumierte Flüssigkeit Alkohol oder unbeabsichtigt das Poolwasser war.

»Psycho trifft es wohl eher«, murmelte Seb und schob sich eine Handvoll Cornflakes in den Mund.

Wenigstens sprach er nicht mit vollgeschaufelten Backen.

»Es spielt keine Rolle. Die armen Familien …«, schnaubte Mom, als würde sie die Familien der bisherigen Opfer kennen. Bei näherer Überlegung klang dies gar nicht so weit hergeholt. Hier kannte jeder jeden. Damals in Hannover war es anders. Dort war man bei grundloser Begrüßung verwirrt gewesen. Im Nachhinein plagte einen dann meist das schlechte Gewissen, weil man davon ausging, die Person doch gekannt zu haben, denn die Chancen, von einer unbekannten Person angesprochen zu werden, stand gleich null.

Doch hier machte das den Alltag aus. Nichts für schwache Nerven, wenn man es eigentlich gewohnt war, mit einer Mimik herumzulaufen, die jedem signalisierte, dass man gleich bereit dazu wäre, eine Messerstecherei anzufangen.

Meine Wangen mussten sich erst einmal an das Dauerlächeln gewöhnen, das sich auf meine Lippen legte, wenn ich das Haus verließ. Muskelkater war garantiert. Dabei sollte man sich glücklich schätzen, in solch einer Nachbarschaft zu leben. Aber wenn man mit nichts anderem von zu Hause vertraut war, dann konnte so etwas einen vor eine sehr große Herausforderung stellen.

Und das macht die zwei Morde, die jetzt in kürzester Zeit aufeinanderfolgten, auch so ungewöhnlich und ungreifbar.

In solch einer Kleinstadt rechnete niemand mit solchen, vor allem brutalen, Vorfällen. Dort, wo jeder jeden grüßte und man sich an Festtagen sogar zum Essen verabredete, bevor einer der Nachbarn trostlos allein zu Hause saß.

»Mach mal lauter!«, zischte Mom und fuchtelte mit vor Konzentration in Falten gelegter Stirn in Sebs Richtung, um ihn darauf hinzuweisen, sofort nach der Fernbedienung zu greifen.

Er tat dies und packte gespannt das längliche, dünne mit Tasten versehene Gerät, welches direkt neben ihm auf dem Küchentisch lag, und erhöhte die Lautstärke.

Mom begab sich schnellen Schrittes ins Wohnzimmer, welches mit der Küche verbunden war. Das machte es uns möglich, auch von dort aus fernzusehen. Einzig und allein die dunkelbraune, hüfthohe Küchentheke, in der Müsli, Gewürze, Mehl und Zucker gelagert wurden, trennte beide Zimmer voneinander. Sie erstreckte sich aber nur bis zur Hälfte des Raumes und bot somit einen guten Zugang ins gemütliche Wohnzimmer.

Mom ließ sich aufs Sofa sinken und stützte sich gleich daraufhin wieder auf ihren Handflächen nach vorn. Nun hatte sie ihre typische Denker- und Zuhörerposition erreicht. Diese nahm sie immer ein, wenn sie versuchte ungestört dem riesigen, elektrischen Kasten zu horchen, der vor ihr gerade eine brünette Nachrichtensprecherin zeigte, die endlich nach einigen, mit dramatischer Musik unterlegten Bildausschnitten, wie man es sonst eher aus Filmen kannte, zu Wort kam. Diese stand vor einem Waldabschnitt, ganz in der Nähe unseres Ortes.

»… und die Polizei ist nicht bereit, weitere Information an die Presse freizugeben. Es wird versucht, den Fällen so wenig Aufmerksamkeit wie möglich zuzuwenden, um die Ermittlungen nicht zu stören. Aber als Journalistin fühle ich mich natürlich verpflichtet, Sie …« In diesem Moment hätte Seb sich beinahe an der übrig gebliebenen Milch verschluckt, die er aus seiner Schüssel schlürfte, und gab ein merkwürdiges Grunzen von sich. »Ha!« Er schlug mit der Faust auf den Tisch.

»Deshalb zeigen sie das auch seit Tagen in Dauerschleife, macht Sinn.«

»Pscht!«, ermahnte Mom ihn mit einem erbosten Blick und wandte sich dann wieder der kleinen, zierlichen Sprecherin zu.

»… wir wissen, ist wohl schon grausam genug. Nachdem das erste Opfer, das an einen Baum gefesselt und auf einer Art Podest zur Schau gestellt wurde, vor elf Tagen in dem Waldabschnitt unserer Kleinstadt gefunden wurde, folgte nun unerwartet das zweite Opfer. Zur Zusammenfassung kurz zum ersten Opfer. Dies starb eines schrecklichen Todes. Ihre Stirn zierte ein Kopfschmuck, wobei *zierte* wohl zu milde und romantisierend ausgedrückt ist, denn der besagte Schmuck bohrte sich stellenweise in den Kopf des armen Mädchens. Das jedoch war nicht die Todesursache. Diese war schlicht und einfach das grausame und vermutlich langsame Ersticken an den Schlingen, die dazu dienten, den Körper am Baum zu halten. Eine interessante, letzte Entdeckung, die gemacht wurde, war die Zahl 4, die ihr in beide Innenseiten der Arme geritzt wurde. Warum das alles passiert ist, ist noch unklar. Der darauffolgende Mord aber war noch angsteinflößender. Das Opfer, bei dem es sich wieder um eine junge Frau handelte, fand man im selben Ort. Jedoch am Ende des Waldrandes. Sie wies eine Stichwunde in der Brust auf, nahe dem Herzen. Das Schrecklichste daran ist, dass ihr eine Kalium-Lösung verabreicht wurde, nicht oral, sondern über einen Schlauch, durch den der Täter versucht hatte, ihr die genannte Flüssigkeit ins Herz einzutrichtern. Ein weiterer Unterschied zu der anderen jungen Frau ist, dass es sich bei der eingeritzten Zahl nicht um die Nummer 4 handelte, sondern um die 5. Die Polizei geht derzeit der Frage nach, ob die Leiche eventuell das fünfte Opfer einer bislang ungelösten Mordserie darstellt. Aber mehr ist noch nicht geklärt«, fuhr die Frau, nun ohne weitere Unterbrechung fort und gab kurze Zeit später an einen älteren, schlanken Kollegen weiter, der bereits vor einem Greenscreen stand, auf den das Wetter für die nächsten Tage projiziert wurde.

»Und so eine Tragödie auch noch hier. Wir sind doch gerade erst dabei, richtig anzukommen. Wie soll man sich denn so sicher in seinen eigenen vier Wänden fühlen, wenn man weiß, dass so ein Verrückter da draußen rumläuft!« Empört erhob Mom sich und nickte Seb auffordernd zu, damit er die Lautstärke wieder reduzierte.

»Und dann stell dir mal vor, du hast auch noch eine Tochter!«, fing er nun an zu scherzen und zeigte auf mich. »Pass auf, wenn du dich draußen herumtreibst. Nicht, dass du die Nächste bist … ach neeee, du bist ja sowieso nur in deinem Zimmer.« Er pikste mir beim

Vorbeilaufen an meinem Stuhl in die Seite, auf dem ich im Schneidersitz ruhte und selbst noch mit meinen Cornflakes beschäftigt war.

»Du bist dir der Situation gar nicht bewusst, Sebastian, also höre auf, dich über solch eine ernste Lage lustig zu machen. Du weißt nicht, was der Kranke als Nächstes macht«, stellte Mom mit ernster Mimik klar.

Ich wandte meinen starren Blick von der Schüssel ab und stand auf. Der Name Sebastian fiel nur, wenn er sich mal wieder Dinge erlaubte, die Mom ganz und gar nicht gefielen. Das war also das endgültige Zeichen für ihn, die Konversation zum Wohle aller ruhen zu lassen.

»Ist doch jetzt egal. Was anderes als abwarten können wir sowieso nicht«, ging ich schlichtend dazwischen und tat Seb das Wegräumen des Frühstücks gleich.

Seit dem Umzug aus unserer Heimat, merkte man förmlich die Anspannung, die in der Luft lag.

Man musste bloß aufpassen, nicht gleich in ein unsichtbares, elektrisch geladenes Energiefeld zu tappen, dessen Berührung alles in die Luft jagte.

Der Unterschied zu allen anderen Malen, in denen Seb, sowie auch ich dem Energiefeld geschickt ausweichen konnten, war, dass es so aussah, als würde es gleich zu einer Kollision kommen.

Denn Seb atmete tief ein und umso kontrollierter wieder aus. Sein Oberkörper, umhüllt von einem dicken Adidas-Pullover, richtete sich weiter auf und erweckte den Anschein, bereit für den Einzug in einen Kampf zu sein.

Ich betete, dass er die nächsten Schritte weise wählte, doch wusste ich tief im Inneren, dass ich mich, zwischen den Fronten, nun für eine Seite entscheiden musste.

»Es ist nicht nur das, okay? Es ist doch einfach der ganze beschissene Umzug. Was soll ich in Norwegen? In Norwegen? Ihr habt in Hannover einfach alles zurückgelassen, was ihr euch jahrelang aufgebaut habt. Euer ganzes Hab und Gut. Und auch ich musste Verluste einfach so hinnehmen. Das ist doch gequirlte Scheiße!« Gutes Argument. Ich entschied, noch eine Weile die Rolle des stillen Beobachters zu spielen und lehnte mich währenddessen mit meinem Gesäß an die Küchentheke und rechnete mit einem Konter oder Angriff seitens der anderen Front.

Doch es blieb still.

Es war diese Art der Stille, in der man nicht wusste, ob sie nun unangenehm, gefährlich oder doch dankbar hinzunehmen war.

»Hör mal …« Sie pausierte und stützte sich mit einer Hand am Tisch ab, während sie sich entnervt mit der anderen die rechte Schläfe massierte. Gleich war es soweit, die folgende Explosion war förmlich zu spüren.

»Ich weiß, dass gerade alles drunter und drüber geht und es keinesfalls leicht für euch beide war … ist. Aber ich weiß auch, dass das alles ist, was euer Vater und ich je wollten, und das müsst ihr akzeptieren und das Beste draus machen.«

»Das Beste draus machen?«, rutschte es mir spottend heraus. Mein Unterbewusstsein entschied sich wohl für keine Seite, sondern nahm seine eigene Position ein.

Beide wandten ihre Blicke zu mir und sahen mich an, als wäre meine Anwesenheit schon völlig in Vergessenheit geraten. Aus dem Nichts überkam es mich wie eine Welle an Emotionen, der nicht mehr zu entfliehen war.

Wie, als wenn man damals trotz der hohen Wellen und der Gefahr, von diesen mitgerissen und unter Wasser gedrückt zu werden, als Kind im Meer badete. Aber so neugierig und mutig man auch gewesen war, versuchte man bei jeder neu anbahnenden Welle in die Höhe zu springen, um sich ihrer Kraft zu entreißen. Dies mag spaßig gewesen sein, aber nur bis zu dem Punkt, an dem man die falsche Welle erwischte. Die, deren Höhe und Kraft man gänzlich falsch eingeschätzt hatte und die einen in die Dunkelheit herunterzog, in der man nach Luft rang und abwarten musste, bis es vorüber war oder eine mütterliche oder väterliche Hand zu Hilfe kam.

Diese Hand gab es gerade aber nicht.

Es war zu spät.

Die Welle war in sich zusammengebrochen.

»Wie bitte soll man das Beste aus einem Umzug in ein komplett fremdes Land machen, in dem man keine Sau kennt und in der jetzt nun auch noch ein Psychopath umherläuft und wahrscheinlich auch noch weitere Mädchen auf dem Gewissen hat und weitere Tote auf sein Konto gehen werden? Herr Gott, wie soll man da ständig positiv bleiben, und dann auch noch, weil es von einem verlangt wird, mit einem Dauerlächeln durch die Gegend schlendern?«, schrie ich nun beinahe all die angestaute Wut aus mir heraus und registrierte meine immer feuchter werdenden Augen.

Mir wurde heiß, obwohl es verdammt kalt war.

Ich hatte eigentlich nie Probleme mit der Kälte gehabt, dachte ich zumindest.

Der Umzug nach Norwegen hat dies rasch verändert, und mir wurde klar, dass ich einen richtigen Winter noch nie erlebt hatte. Ein Pullover war nicht mehr ausreichend, außer er war zufällig mit einem Innenfutter ausgestattet, dessen Dicke fünf Zentimeter betrug.

Hätte man mir in Hannover erzählt, ich würde irgendwann den Punkt in meinem Leben erreichen, an dem ich freiwillig dicke Unterhemden trug, hätte ich einfach nur ungläubig gelacht. Dieser Punkt war wohl doch schneller erreicht worden als erwartet.

Aber was weiß mein damaliges Ich schon über das, was noch alles eintreten würde. Norwegen, ein Land, dessen Existenz praktisch von mir ignoriert wurde, war jetzt das Land, in dem ich die kommenden Jahre feststecken würde. Und zu allem Überfluss war man nun dazu verpflichtet, sozial aktiv zu werden.

Allein dieser Gedanke löste schon einen Brechreiz in mir aus. Vielleicht wäre dieser jetzt sogar besser gewesen als hier gleich vor fast versammelten Mannschaft loszuflennen oder anzufangen Sachen durch die Gegend zu schleudern, als würden diese mir beim Aufprall ein unentdecktes Portal zurück nach Hannover, in meine bekannte Umgebung, öffnen.

Ich ballte die Hände zu Fäusten und drückte meine Nägel so tief in die Innenseite meiner Handflächen, dass die Knöchel weiß hervortraten.

Ablenkung, Emma. Lenke dich bloß ab, um nicht gleich wie ein Schlosshund loszuheulen.

Ich legte meinen Kopf in den Nacken, um verzweifelt an die Decke zu starren, und biss mir auf die Unterlippe, in der Hoffnung, die Tränen würden so dorthin zurückfließen, woher sie gekommen waren. Der gehobene Kopf ersparte mir die Blicke von den beiden vor mir Stehenden, die mir nahezu mitleidige Gesichtsausdrücke zuwarfen.

»Emma …«, fing Mom jetzt an, doch ich unterbrach sie, indem meine ausgestreckte Hand nach oben schnellte, wie bei einem Polizisten, der gerade dabei war, ein auf dem Fußgängerweg fahrendes Fahrrad anzuhalten, und stoppte auf Höhe ihres Gesichtes. Sie verstummte.

»I… ich möchte …«, versuchte ich aus mir herauszubringen, ohne verzweifelt loszuschluchzen. »… jetzt einfach … einfach allein sein«, beendete ich mehr oder weniger erfolgreich meinen Satz, senkte die Hand und verließ die Küche in Richtung Flur. Ich hatte die beiden nun in eine ganz neue Realität geholt, denn wann passierte es mal, dass Emma Lorenzen kurz davor war, vor anderen komplett in sich zusammenzubrechen.

Ich hasste es, die Kontrolle zu verlieren. Verdammt nochmal, ich hasste es sogar sehr.

Kontrolliert atmend schlurfte ich die Holztreppe hinauf in mein Zimmer.

Von wegen neues Haus.

Die Treppen quietschten bei jedem Tritt und auch die Heizung war die ersten Tage ausgefallen.

Man konnte von einem Wunder sprechen, dass ich noch am Leben und nicht schon längst erfroren war.

Die einzelnen Stufen waren von einem grauen Teppich überzogen, der schon vor unserer Einkunft verlegt worden war. Ein bisschen geschmacklos sah es schon aus, aber wen interessierte meine Meinung.

Ich schloss die Tür hinter mir und ließ mich rücklinks auf mein Boxspringbett fallen. In der alten Wohnung hatte ich mir immer schon eines gewünscht, aber das Zimmer war zu klein und die Betten zu teuer gewesen. Ich war nie die Person, die sich mit einem Hype mitziehen lassen hatte, aber diese Investition war es absolut wert gewesen. Ich drehte mich vom Rücken auf den Bauch, presste mein Gesicht in die Bettdecke und schrie. Brüllte all meine angestauten Gefühle in die unschuldige schwarze Bettdecke, die den Schrei soweit dämpfte, dass er unten nicht zu hören war.

Eigentlich waren meine Reflektiertheit und Gelassenheit in sämtlichen Situationen meine Stärken, doch die waren wohl mit meiner Freude in Hannover geblieben.

Es war noch nicht so lange her, dass ich das letzte Mal dort gewesen war, um Freunde zu verabschieden, aber auch, um die letzten Sachen für die Endgültigkeit des Umzuges zu holen. Es war eine der schmerzhaftesten Erfahrungen, die ich bisher in meinem erbärmlichen, unbedeutenden Leben gemacht hatte.

Mein Handy vibrierte und ließ mich aufschrecken. Ich strich mir die schulterlangen Haare aus dem Gesicht und warf einen Blick auf die Erinnerung, die auf dem Handydisplay aufploppte.

Besuch 18:00 Uhr

Ich stöhnte, wischte die Erinnerung nach rechts und setzte mich an die Bettkante.

Es war nun 16:00 Uhr. Mit einem Sonnenuntergang im Februar war so gegen 17:00 Uhr zu rechnen, was bedeutete, es war noch Zeit für einen kleinen Spaziergang. Ich musste einfach raus, frische, kalte Luft in meine Lungen dringen lassen und meinen Gedanken Platz verschaffen.

Ich stand also auf, schnappte mir meine dickste Jacke, Mütze, Handschuhe und meine Kopfhörer.

Wir befanden uns mitten im Februar, trotzdem war es heute sogar noch kälter als angesagt.

Ich ließ wortlos die Haustür hinter mir ins Schloss fallen, kuschelte mein Kinn in den überdimensionalen dicken Schal, den mir Hannah im Scherz mit den Worten: »den wirst du dort definitiv brauchen«, geschenkt hatte, und sah mich um.

Es war zweifellos eine schöne Gegend, das war nicht abzustreiten. Die Häuserreihe, die sich entlang der schmalen Straße erstreckte, bestand aus gepflegten, meist roten oder grauen Holzhäusern, die jeweils ein kleiner Vorgarten schmückte. Diese waren derzeit aber von einer dünnen Schneeschicht bedeckt, durch welche die grauen Häuser irgendwie dunkler wirkten, als sie eigentlich waren.

Es war still, so still, dass man dachte, die Welt würde für einen kurzen Moment stehen bleiben und alles wäre in Ordnung.

Keine Trauer, keine Enttäuschungen und keine Morde, die die kleine Stadt in Atem hielten. Es war wirklich fast schon lustig. Da zieht man in eine unscheinbare Kleinstadt inmitten von Norwegen, und dann so eine Scheiße. Aber wer rechnete auch damit, dass so etwas an so einem Ort geschehen würde.

Hier konnte jeder zum Tatverdächtigen werden.

Genauso wie der Mann, dessen Erscheinungsbild mich direkt an einen Seemann erinnerte. Er kam mir entgegen, und ich spürte schon, wie sein Blick mich durchbohrte.

Der gerade, bestimmte Gang strahlte Selbstsicherheit aus und sein Vollbart, der, je näher er mir kam, umso grauer erschien, sprach für das fortgeschrittene Alter des Mannes. Aber vielleicht täuschte ich mich auch. Mit Bart alterte Dad auch um Jahrzehnte, dabei hatte er im vergangenen Monat erst seinen 48. Geburtstag gefeiert.

Die eng anliegende gelbe Stoffmütze ließ auf entweder sehr dünne Haare oder gar eine Glatze schließen, die sich unter ihr verbarg, und selbst die Jacke, die in meinen Augen eher einer grünen Regenjacke ähnelte als einer Winterjacke, lag eng an seinem kleinen, vorstehenden Bierbauch. Ich setzte zu einem netten Lächeln an, um ihm zu signalisieren, nicht an einer Begrüßung oder im schlimmsten Falle Smalltalk interessiert zu sein, und hoffte, er würde die weißen Kopfhörerkabel sehen, die unter der Mütze hervor bis zu meiner Jackentasche reichten und die Tatsache, dass ich ihn sowieso nicht hören könnte, somit offensichtlich war. Auch sonst hätte ich kein Wort auf Norwegisch verstanden. Meine Befürchtungen verflüchtigten sich schnell, als der etwas kleingewachsene Mann vorbeistolzierte und mir mit einem feinen, aber aufrichtigen Mundwinkelzucken zunickte, seine Augen trotzdem nicht von mir ließ. Sie wirkten aufgeweckt und freundlich. Die kleinen Falten um seine Augen waren das Einzige, was sein Antlitz zeichnete, und die dicken, buschigen Augenbrauen stellten ein perfektes Zusammenspiel mit seinem Bart dar. Unsere Wege kreuzten sich also und sobald er aus meinem Blickfeld verschwunden war, entspannten sich meine Gesichtsmuskeln und die leicht aufgesetzte, mir mittlerweile gut gelungene Freundlichkeit schwand so schnell, wie sie gekommen war. Obwohl ich mir keine weiteren Gedanken über den Fremden machte, drehte ich mich instinktiv um, vielleicht auch etwas paranoid durch das Gefühl, immer noch angestarrt zu werden, aber hatte nichts weiter als die menschenleere Nachbarschaft vor mir.

Kein Mann.

Wahrscheinlich war er schon in die Wärme getreten und begrüßte gerade herzlich seine Kinder, die hinter irgendeiner dieser Haustüren auf ihn gewartet hatten.

Alles easy, Emma.

Ich widmete mich wieder meiner eigentlichen Route und bog links in die kleine Straße ein, die fast direkt zu einem Steg führte. Die Stadt mochte zwar klein sein, doch an etwas mangeln tat es hier nicht. Unser Haus lag in der Nähe eines kleinen Sees und auch ein Wald war in Reichweite, der sich kilometerweit bis zur nächsten Kleinstadt erstreckte, in dem die beiden Mordopfer gefunden worden waren. Was ein Jammer, dass so ein schöner, friedlicher Wald zu so einem Schauplatz wurde. Ich hatte noch nicht die Möglichkeit gehabt, diesen genauer zu erkunden, wobei *»nicht die Möglichkeit haben«* vielleicht die falsche Formulierung dafür darstellte. Denn nicht die Möglichkeit dazu zu haben, weil man damit beschäftigt gewesen war, in seinem Zimmer vor sich hinzuvegetieren, verkörperte in meinen Augen keine so gute Ausrede.

Ich bog noch einmal nach rechts und dann in die schmale Seitenstraße nach links und erreichte so in wenigen Minuten den kleinen braunen Holzsteg, der einen beinahe bis in die Mitte des Wassers führte.

Ich folgte diesem bis zu seinem Ende und atmete tief ein. Die kalte Luft drang in meine Lungen, stellte eine angenehme Erfrischung dar und wurde in Form einer großen Nebelwolke wieder ausgeatmet.

Ich legte den Kopf in den Nacken und vergrub meine Hände, trotz der Handschuhe, tief in meine Jackentaschen. Ich hatte das Gefühl, dass alles um mich herum genau das Gegenteil von dem repräsentierte, was gerade in mir vorging. Alles erschien so ruhig, selbst die Oberfläche des tiefen Sees wirkte spiegelglatt. Sie reflektierte mich selbst, als ich zu ihr herunterblickte, und ich sah in ein von Schal und Mütze eingepacktes Gesicht mit roten Wangen. Ich hatte nie wirklich Probleme damit gehabt, wie ich aussah, denn es war eigentlich vollkommen irrelevant.

Leute sollten niemals aufgrund ihres Aussehens bewertet werden.

Noch nie hatte ich einen Gedanken daran verschwendet, mir die leichten Augenringe abzudecken, die meine blau-grünen Augen betonten, mir meine Lippen aufspritzen zu lassen oder die neuste Rouge-Palette von xy zu kaufen, für deren Anschaffung sicherlich ein halbes Vermögen draufging.

Aber das war es ja wert, denn wer will schon das Haus ohne hochwertigen Lidschatten verlassen.

Ich wandte meinem Blick vom Wasser ab und entschied mich, noch ein kleines Stück am See entlangzulaufen.

Es tat sichtlich gut, mal herauszukommen, und so übel war die Gegend wirklich nicht. Ich genoss die Ruhe, die mich umgab, denn sie stellte einen klaren Kontrast zu meinem Innenleben dar, und das half mir, mich zu sortieren.

Für diese Uhrzeit war es üblich, dass die Leute noch arbeiteten oder gerade dabei waren, das Abendessen vorzubereiten, um die hungrige Familie zu ernähren.

Ich verließ den Steg und sah mich um.

Keine Menschenseele, außer einem Paar, das am anderen Ende des Sees stand und gerade dabei war, während die Sonne unterging, herumzuknutschen. Bei den Temperaturen musste man sich natürlich irgendwie die Lippen warmhalten.

Der untergehende Himmelskörper, der sich auf der Oberfläche des Sees spiegelte und ihn in eine orange-rot schimmernde Farbe tauchte, war bald hinter den Häusern verschwunden und würde somit die Dunkelheit willkommen heißen.

Die Häuser, von denen allmählich das Sonnenlicht verschluckt wurde, standen vereinzelnd, nicht so wie unsere Häuserreihe, auf dem leicht in den Himmel verlaufenden Grund.

Ich blieb stehen.

Moment mal.

Verwirrt drehte ich mich um meine eigene Achse und zog den Geruch vom herben Parfüm tief durch die Nase ein.

Hier ist niemand.

Es war definitiv ein Männerparfüm, und das des Mannes auf der anderen Seite des Sees konnte es wohl kaum sein.

Erneut hielt ich um mich herum Ausschau nach einer männlichen Person und erkannte nun die großen

Fußabdrücke im Schnee, die nicht von mir stammten und relativ frisch wirkten. Aber das war nicht das einzig Seltsame, was plötzlich Unbehagen in mir auslöste.

Ich kannte diesen Geruch. Er kam mir so bekannt vor, aber ich wusste nicht woher. Die einzigen männlichen Personen, mit denen ich in den letzten Tagen gesprochen hatte und die mich umgaben, waren Seb und Dad, und die besaßen so einen Duft nicht.

Beide bevorzugten leichte und weicher riechende Parfüms.

Dieses hier war aber so herb und stark, dass es kein Wunder war, dass dessen Wahrnehmung immer noch möglich war, ohne, dass die Anwesenheit des Menschen, der es trug, vonnöten gewesen wäre.

Fieberhaft versuchte ich die Quelle meiner Erkenntnis zu finden, doch meine Gedankensuche verlief ins Leere. Wahrscheinlich kannte ich den Duft gar nicht, sondern bildete es mir nur ein. Wobei ich mir trotzdem keine Erklärung für die unangenehmen Gefühle, die ich damit verband und die in mir ausgelöst wurden, herleiten konnte.

Ich hasste es, mir Dinge nicht erklären zu können, und suchte so lange nach Erläuterungen für Dinge, bis sie mich zufrieden stellten.

Ich seufzte, ergab mich genervt meinem Schicksal und machte mich grübelnd auf den Heimweg. Bald würde immerhin der Besuch eintrudeln.

2

TOIVO

»Ich mach mich dann mal auf den Weg«, kündigte Toivo seinen Abschied an.

Der Freund seiner Mutter saß im kleinen Wohnzimmer und lauschte gespannt den Nachrichten. Seitdem vor mehr als einer Woche eine junge Frau ermordet aufgefunden worden war, zeigten sie nichts anderes mehr. Das Thema ist das einzige, was noch eine Rolle spielte, sowohl in den Nachrichten als auch in den Gesprächen der Nachbarn.

Patrick stand auf, um sich den Nudelauflauf vom Vortag aufzuwärmen, und schlug ihm beim Vorbeilaufen auf die Schulter. Er zuckte zusammen.

»Aber nicht so doll!«, lachte er, als wüsste er nicht, dass Toivo genau das Gegenteil davon war, was man einen Draufgänger nannte. Toivo hingegen wusste, dass Patrick sich einfach nur Mühe gab, doch wann einfach mal die Klappe gehalten werden sollte, hatte er bis heute nicht gelernt.

»Ich lasse dir noch etwas übrig, wenn du willst«, fügte Patrick hinzu, als er sah, dass seine Anmerkung alles andere als lustig war, und zeigte in Richtung des Kühlschranks, auf den man vom Flur aus schon einen Blick werfen konnte.

Seine Mutter wusste, dass sie es nicht rechtzeitig zum Abendessen nach Hause schaffte, also hatte sie einfach mehr am Vortrag gekocht, damit *ihre Männer ja nicht verhungern*, während sie sich unterwegs etwas holen wollte.

»Ist okay, danke.« Toivo nickte ihm anerkennend zu.

Er hatte den Auflauf sowieso nicht gemocht.

Ein Blick auf sein Handy verriet ihm, dass ihm noch 15 Minuten blieben.

»Bis später!«

Er verließ mit schnellen Schritten und dick eingepackt das Haus.

Verdammt, war es kalt.

Die Dämmerung war bereits vorüber und die Dunkelheit angebrochen.

Laternen erhellten die schmale Straße, durch die er nun spazierte und froh war, als er seine dünne Mütze in einer seiner Jackentaschen erfühlte, in der er eigentlich gerade seine Hand wärmen wollte. Natürlich hätte er auch das Fahrrad nehmen können, aber schon immer bevorzugte er das Gehen, auch wenn es länger dauerte. Wenigstens konnte er so das Geschehen in seiner Umwelt genauer betrachten. Er warf gern Blicke in die Häuser, die er passierte, um mehr vom Leben der anderen zu erfahren. Selbstverständlich stand er nicht wie ein Psychopath vor jedem einzelnen Haus und machte sich zusätzlich Notizen. Aber es war irgendwie ein beruhigendes Gefühl, zu sehen, dass andere auch nur ein normales Leben führten, welches von außen perfekt zu sein schien, aber im Inneren eigentlich davor stand, wie ein Kartenhaus einzustürzen. Letztens erst erhaschte er einen Blick in das Wohnzimmer der Anthonsens, in dem sich Kristina mit schulterbreit auseinander gestellten Beinen, ernsten Blickes und die Arme in die Hüften gestemmt vor den Fernseher stellte, Thorsten drohend den Zeigefinger vor die Nase hielt und ihn warnte, ja nicht nur weiter vor der Glotze zu sitzen und auch mal etwas für die Kinder zu tun, wenn er schon dabei war, arbeitslos zu sein.

Als Versager hatte sie ihn beschimpft, während er nur gleichgültig abwinkte.

Toivo war kein Spanner oder so, das Fenster war einfach offen gewesen und bei der Lautstärke hatte es sicherlich auch das Nachbardorf mitbekommen.

Toivo bog nach rechts ab und überprüfte die Adresse, die ihm Frau Andersen gegeben hatte, damit ihm die Peinlichkeit erspart blieb, beim falschen Haus zu klingeln.

Die Situation war so schon seltsam genug gewesen, obwohl er nie Probleme damit hatte, auf Leute zuzugehen, wenn es nötig war.

Er würde sich weder als introvertiert noch als extrovertiert bezeichnen. Eine gute Mischung traf es wohl eher.

Sein Ziel war näher, als er dachte – mit Straßennamen hatte er eigentlich noch nie Probleme gehabt, war immer ein Ass darin gewesen, sich die verschiedenen Bezeichnungen einzuprägen –, also räusperte er sich noch einmal, strich sich seine Haare großflächig aus dem Gesicht und folgte dem kleinen Kieselsteinweg, der zur weißen Holzhaustür führte.

Das Haus war schön, größer als seines und definitiv neuer. Die ihn umgebende Dunkelheit, die nur durch einzelne Laternen stellenweise durchbrochen wurde, machte es ihm unmöglich, weitere Details zu erkennen.

Er drückte entschlossen die kleine Metallklingel, die sich rechts neben der großen Tür befand, und erschrak, als diese lauter schellte als angenommen.

Was war er heute nur schreckhaft.

»Das wird er wohl sein, kommst du schon mal runter?«, vernahm er eine Stimme, die sich von drinnen mit schnellen und lauten Schritten näherte.

Die Tür öffnete sich und eine relativ große, schlanke Frau lächelte ihn zur Begrüßung an. »Toivo, richtig? Schön, dich kennenzulernen!« Es folgte ein rascher, beinahe heimlicher Blick über die Schulter, bis sie ihren Kopf etwas näher zu seinem beugte und flüsternd fortfuhr. »Weißt du, es wird ihr auch mal guttun, andere Stimmen als die ihrer Eltern und ihres Bruders zu hören.«

Toivo nickte höflich und trat weiter in den Flur hinein.

Es existierte kein Teppich, so wie bei ihnen zu Hause, was auch die lauten Schritte erklärte.

Der schmale Flur führte auf der rechten Seite in einen offenen Raum, wahrscheinlich das Wohnzimmer, und geradeaus am Ende befand sich ein weiterer Raum hinter einer Tür. Zu seiner Linken führte eine Treppe in die obere Etage. Zu seiner Verwunderung war diese mit einem weichen, grauen Teppich überzogen und passte nicht zum Rest.

Sein Blick blieb an den Bildern hängen, welche die Wand schmückten, an der die Treppe verlief.

Familien- und Kinderbilder. *Typisch.*

»Du kannst deine Jacke einfach hier hinhängen und deine Schuhe kannst du hier abstellen«, wurde Toivo zurück in die Realität geholt und tat, was man ihm anbot.

Er stand nun in Socken auf dem kalten Holzboden, genau in einer kleinen Pfütze, die seine vom Schnee nassen Schuhe hinterlassen hatten. Gekonnt ließ er sich jedoch nichts anmerken und wandte seinen Blick wieder der Treppe zu. Nicht, um sich die Familienbilder anzuschauen, sondern weil diese zu knarzen begann und so seine Aufmerksamkeit auf sich zog.

Ein blondes Mädchen schlenderte die Treppe herab und schenkte ihm ein leichtes, eher aufgesetztes Lächeln.

Sie machte nach Erreichen der mittleren Stufen Halt.

»Du kannst mit hochkommen«, forderte sie ihn auf und nickte die Treppe hinauf.

Er folgte ihr in das Zimmer, welches sich gleich rechts befand, nachdem man die Treppe, die bei jedem Schritt einen anderen Ton von sich gab, hinaufgegangen war.

Der Teppich, der sich angenehm weich unter seinen Füßen anfühlte, endete mit der letzten Stufe. Toivo war der Meinung, dass er ziemlich gut hier oben hingepasst hätte.

Die Wände waren hellbraun gestrichen, nicht so wie im unteren Teil des Hauses, in dem die Wände rot waren.

Nach Betreten des Zimmers blieb er mitten im Raum stehen, als sich die Tür hinter ihnen schloss.

Es fühlte sich seltsamer an, als er erahnt hatte, vielleicht auch, weil er nicht davon ausgegangen war, dass das Mädchen, mit welchem er sich für das Schulprojekt treffen sollte, so attraktiv war. Nicht, dass er in Anwesenheit gutaussehender Mädchen kein Wort mehr herausbekam, darin bestand nicht das Problem, aber trotzdem tat er sich nun etwas schwer, die richtigen Worte zu finden.

»Du bist Emma? Ich bin Toivo«, stellte er sich vor und hätte sich dafür eine klatschen können. *Du bist Emma? Du Trottel, natürlich ist sie Emma.*

Direkt schoss ihn eine Szene aus Tarzan in den Kopf.

Ich Toivo. Du Emma.

Sie lachte, wobei ihre weißen Zähne zum Vorschein kamen und ihre Grübchen betont wurden.

»Ja, ich bin Emma. Der Name Toivo klingt ziemlich außergewöhnlich.«

Seine Haltung entspannte sich. »Ja, meine Mutter hat ein Faibel für so etwas. Der Name kommt ursprünglich aus Schweden, ist also noch nicht einmal von hier.« Er zuckte mit den Schultern und legte seinen geschulterten Rucksack ab.

»Alsooo …«, setzte sie an und ließ sich auf das Bett sinken, welches nur mit einer großen schwarzen Decke und ein Kissen bezogen war. Ungewöhnlich dafür, dass man von Mädchen eher die Marotte kannte, nie genug Kissen besitzen zu können, vor allem bei so einem riesigen Bett.

Nicht einmal ein zweites Kissen war vorhanden. Und auch der Nachttisch, auf dem lediglich eine kleine, weiße Lampe und ein Buch lagen, wirkte sehr bescheiden.

Die ganze Dekoration erweckte den Eindruck, dass Emma nach dem Prinzip *Weniger-ist-mehr* lebte. Alles war sehr schlicht gehalten und das Wort Unordnung war ihr wohl fremd.

Gut, vielleicht hatte sie auch einfach aufgeräumt, bevor er eingetroffen war.

Der Besuch war immerhin angekündigt gewesen.

Die Bücher, die ein kleines Regal neben ihrem Schreibtisch gegenüber ihres Bettes füllten, waren nach Farben sortiert, und auch die vereinzelten Bilder, die lediglich Landschaften zeigten, waren nicht zu bunt und wirkten eher düster, als dass sie das Gefühl des Fernwehs in einem auslösten. Nicht einmal der Schreibtisch war vollgestellt mit irgendwelchen Ordnern, Stiften oder seltsamen Dekorationen, die sowieso keiner benötigte.

Sein Zimmer sah da schon etwas anders aus, auch wenn er immer dachte, es wäre die Definition von Ordnung.

»Ich bin neu, wie du es sicherlich mitbekommen hast, und habe keinen blassen Schimmer davon, warum genau du jetzt hier in meinem Zimmer stehst. Du kannst dich übrigens auch auf den Stuhl dort setzen.«

3

EMMA

Ich bin neu, wie du sicherlich mitbekommen hast?

Das war der schlechteste Versuch, eine Konversation zu beginnen, den ich je an den Tag gelegt hatte.

Der fremde Junge, dessen Name mir sehr gefiel, stand mitten in meinem Zimmer und ich erkannte ganz genau, wie seine Augen mein ganzes Zimmer musterten.

Toivo, erinnert mich an einen Namen, dem man einen süßen, treuen Husky zuteilt, dachte ich.

Das Erste, was mir aufgefallen war, waren seine braunen, leicht welligen Haare, die ihm ins Gesicht fielen.

So, als wollten sie etwas verstecken.

Sie waren vorn etwas kürzer als an den Seiten, wo sie ihm leicht über den Ohren hingen.

Durch seine blasse Haut wirkten sie noch dunkler, als sie eigentlich waren.

Er setzte sich auf den Stuhl und wischte sich seine Handflächen an der schwarzen Jeans ab. Dabei nahm ich bei seinem Vorbeigehen einen Geruch wahr, den ich sofort wiedererkannte.

Der See! Es war der gleiche, herbe Geruch, den ich am See wahrgenommen hatte.

War er dort gewesen?

Und verdammt, woher kam mir dieser Geruch so vertraut vor?

»Na ja, nachdem wir aufgefordert worden waren, in Partnerarbeit ein Schulprojekt zu erarbeiten, hatte man uns beide in eine Gruppe gesteckt. Da du nach den Winterferien offiziell ein Teil unserer Klasse sein wirst, erachtete Frau Andersen es als einen Vorteil, dich gleich mit in die Projektarbeit zu integrieren. Ich dachte eigentlich, du wärst darüber schon informiert«, erklärte er.

Natürlich erhielt ich gerade keine Informationen, die mir nicht schon bekannt waren, doch es war gerade das einzig Greifbare in meinem Kopf gewesen, was sich nicht als totaler Schwachsinn entpuppte.

Wie lange war ich schon nicht mehr dazu genötigt worden, mit einem anderen Menschen, der weder Familienmitglied noch ein Freund aus Deutschland war, zu interagieren. Ich fühlte mich wie ein Volltrottel.

»Die Themenwahl ist uns selber überlassen, richtig?«

Er nickte und stand wieder auf, um seinen Rucksack zu holen, den er neben der Tür abgelegt hatte.

Und schon wieder dieser Geruch.

Dieses Mal war die Person, die ihn trug, ganz nah, und er war weniger intensiv. Dennoch bohrte der Duft sich förmlich in meine Nasenhöhlen.

In meinem Kopf ratterte es, doch die Puzzleteile wollten sich einfach nicht zusammenfügen.

»Ich habe schon einmal über Themen nachgedacht, die ganz interessant sein könnten.« Er bückte sich zu seinem Rucksack, öffnete den Reißverschluss und kramte einen Notizblock hervor.

Ich nickte zustimmend, doch meine Gedanken kreisten um etwas ganz anderes und ich hasste es, so große Probleme damit zu haben, mit Gedanken einfach abschließen zu können oder sie kurz einfrieren zu lassen, damit ich wenigstens für eine kurze Zeit Ruhe vor ihnen hatte.

»Ich dachte mir, man könnte vielleicht eine bekannte Sehenswürdigkeit wählen.«

So wie der Wald hier gleich um die Ecke, in dem schon zwei Leichen entdeckt wurden?

»Dann könnte man einen Besuch als praktische Ressourcenerarbeitung mit einbauen. Ich gehe davon aus, das würde den Lehrern sicher gut gefallen.«

Ich sah ihn an, als er direkt vor mir stand und mir einen Zettel entgegenstreckte. Die anfängliche Angespanntheit, die seine Körperhaltung verraten hatte, war gänzlich verschwunden.

»Welche Sehenswürdigkeiten schweben dir so vor?«, fragte ich und hätte mich schon wieder ohrfeigen können. Vielleicht hätte ich erst einmal den Zettel entgegennehmen sollen, bevor ich weitere unnötige Fragen stellte, die sich eigentlich von selbst beantworteten.

»Auf dem Zettel stehen ein paar. Alle sind wirklich ein Traum.«

Ein Traum? Ein Traum!

Es machte klick und tatsächlich fühlte es sich so an, als hätte gerade jemand einen Schalter in mir umgelegt, der endlich den Innenraum meines Kopfes zum Erleuchten brachte. Wie konnte das auch in Vergessenheit geraten sein? Erst vor wenigen Tagen hatte ich einen Traum gehabt, den ich so noch nie erlebt hatte.

Schwärze hatte mich umgeben, alles um mich herum war still und das Einzige, was ich mit meinen Sinnen erfassen konnte, war ein Geruch gewesen. Bis zu diesem Zeitpunkt hatte ich nicht einmal gewusst, dass es möglich war, Gerüche in Träumen so intensiv wahrnehmen zu können, dass es gar realistisch wirkte.

Aber warum hatte ich von einem Parfüm geträumt, welchem ich dann Tage später wirklich in der Realität begegnete? Fragen über Fragen. Und ich wusste, dass ich keine plausible Antwort darauf finden würde.

»Alles klar?«, erkundigte sich Toivo und sah mich immer noch an. Sein Blick wirkte irgendwie leer. Ich hätte mit einer fragenden Miene gerechnet, aber vergebens. Er sah mich einfach an. Und dann war da noch etwas.

Ein Augenzucken, keines, welches von einem Haar oder einer Wimper im Auge herrührte, sondern eines, das aussah, als wäre es ein Tick.

Ich schüttelte meinen Kopf, um zur Besinnung zu kommen.

»Ähm, ja klar. Also, diese Sehenswürdigkeiten, welche ist dein Favorit?«, entgegnete ich, während ich ihm endlich den Zettel abnahm und diesen genauer inspizierte.

Von allen erwähnten Sehenswürdigkeiten kannte ich keine einzige. Woher auch, ich war schließlich erst seit drei Wochen mehr oder weniger stolze Einwohnerin dieser Kleinstadt.

Sein unsicherer Blick verriet alles. Einer der Punkte auf seiner Liste, die aufgrund der undeutlichen Handschrift schwer zu entziffern waren, war der sogenannte *skog*. Mein Norwegisch war noch nicht das Beste und ich hatte nicht vor, meine Kenntnisse auszubauen, da mein Ziel sowieso darin bestand, dieses Land schnellstmöglich wieder zu verlassen. Aber darüber, dass *skog* für Wald stand, war ich mir dennoch im Klaren.

Die ständigen Nachrichten machten es mir nicht gerade schwer.

Froh war ich allerdings, dass Mom und Dad den Fernseher so eingestellt hatten, dass synchronisierende Stimmen, schlecht abgestimmt auf die Mundbewegungen, in Deutsch hinterlegt waren.

Auch hoffte ich, dass es sich nicht um den Wald handelte, der gerade täglich Schlagzeilen machte.

Aber Wald ist dann doch irgendwie Wald und derzeit definitiv nicht angebracht.

»Du willst also ernsthaft ein Projekt über einen Wald starten und diesen dann noch besuchen?«, fragte ich stirnrunzelnd.

Sein Achselzucken sprach Bände.

»Er ist wirklich schön und hat einen kristallklaren See im Zentrum«, fügte er schlussendlich doch hinzu, als er meinen nachdenklichen Blick registrierte.

»Was soll's. Ist der Weg dorthin weit?« Gleichgültig erhob ich mich von meinem Bett und kam ihm so näher als gewollt. Er war ziemlich groß, geschätzte 1,85 Meter, weshalb ich es gar nicht erst wagte, meinen Blick zu ihm hochgleiten zu lassen.

Stattdessen schob ich mich an ihm vorbei und holte meinen Terminkalender aus meiner einzigen Schublade, die mein Nachtschrank besaß.

»Wann passt es dir am besten?«, schoss es barsch aus mir heraus. Ein wenig überrumpelt strich er sich ein paar Haarsträhnen aus dem Gesicht. Augenzucken.

»Es ist nicht wirklich weit. Mit dem Bus sind es 20 Minuten und von der dortigen Bushaltestelle aus beträgt der Fußweg etwa 10 Minuten.«

Ich fing gar nicht erst an zu hinterfragen, warum er dies bereits so genau wusste, und nickte zustimmend.

»Mir würde es jeden Tag in der Woche passen. Wie schaut es mit Freitag aus?«

»Diesen Freitag?« Überrascht warf ich einen Blick auf mein Handydisplay, welches mir die Uhrzeit und das heutige Datum anzeigte.

Wir hatten Mittwoch und mittlerweile war es 18:34 Uhr.

»Ja. Wenn es dir nicht passt, können wir auch einen anderen Tag wählen.«

Mein Terminkalender schrie förmlich danach, gefüllt zu werden. Aber das brauchte der Junge, mit dem ich erst vor genau 34 Minuten Bekanntschaft gemacht hatte, nicht zu wissen.

»Nee, passt schon. Ich würde es aber definitiv bevorzugen, noch vor Anbruch der Dunkelheit wieder zurück zu sein. Wie sieht es mit 12 Uhr aus?« Eigentlich spielte die Uhrzeit keine Rolle, denn hätte er die Absicht, mich umzubringen, würde er es so oder so tun. Unabhängig von Uhrzeit und Tag.

Bei diesem Gedanken stutzte ich.

Es war gar nicht so abwegig, denn was ich hier gerade tat, war ziemlich gewagt. Ich kannte diesen großen, brünetten Jungen, der nun gerade wieder mit den Augen zuckte, nicht einmal annähernd so gut, dass er sich in irgendeiner Art und Weise mein Vertrauen verdiente. Andererseits wäre es ein unkluger Schachzug seinerseits, denn meine Eltern wären über meinen Aufenthalt informiert, weshalb er sich selbst ins Bein schießen würde.

Also kein Grund zur Panik, Emma.

»Soll ich dich abholen?«, erkundigte sich Toivo.

Perfekt, dann gab es auch gleich Zeugen, falls mir etwas zustoßen sollte.

Ich sah ihn an und merkte, dass er mir direkt in die Augen schaute. Ich wandte meinen Blick sofort wieder ab, denn dies löste ein ungewöhnliches Gefühl in mir aus, welches mich nervös machte.

»Wäre super, ich habe weder einen blassen Schimmer darüber, von wo aus hier ein Bus fährt, noch wo du wohnst. Und mit Straßennamen habe ich es nicht so, vor allem nicht, wenn sie in einer anderen Sprache sind«, plapperte ich drauflos und hoffte, dass er mir meine plötzlich aufkommende Nervosität nicht anmerkte. Warum war ich plötzlich so nervös? Normalerweise kannte ich diese Art der Nervosität nur dann, wenn ich merkte, dass jemand vergeblich versuchte, mit mir zu flirten, aber das tat er in keiner Weise.

»Kein Problem. Der passende Bus fährt um 12:20 Uhr, das heißt, 12 Uhr passt perfekt.«

Verdammt, woher war er sich darüber so sicher? Es war so, als hätte er alles im Vorhinein geplant.

Oder einfach nur Zufall, weil es ein Ort war, den er gern besuchte. Jeder hat einen Ort, an dem er sich besonders wohl fühlte und der einen Rückzugsort darstellte.

Ich sollte nicht darüber urteilen, wenn es sich bei ihm um diesen Wald handeln sollte.

Seit wann bist du eigentlich so paranoid? Du erreichst gerade ein ganz neues Level.

Plötzlich umspielte ein leichtes Grinsen seine Lippen. Dabei fiel mir sofort die kleine Lücke zwischen den beiden vorderen, oberen Zähnen auf.

»Ich verspreche auch, dass ich dich nicht kidnappen werde.«

Ein erleichtertes Lächeln huschte mir über die Lippen. Humor hatte er also doch und Gedankenlesen konnte er auch noch.

Könnte mir auch zum Verhängnis werden.

»Wäre auch strategisch ziemlich unklug«, scherzte ich nun mit und konnte förmlich spüren, wie die Anspannung, die die ganze Zeit im Raum gelegen hatte, langsam verflog.

»Na ja, es lassen sich überall Wege finden.« Verschmitzt grinste er. Es wirkte frech und schmeichelte seinem markanten Gesicht.

»Von mir aus. Aber wenn, dann erledige deine Arbeit bitte schnell und schmerzlos.«

Ich fing an, Gefallen an seinem Humor zu finden, und war froh, dass sich so meine Zweifel in Luft auflösten, obwohl das Gespräch eigentlich genau das Gegenteil in mir hätte auslösen müssen. Denn immerhin war er noch ein Fremder, dem man nicht einfach so blindes Vertrauen schenken sollte.

4

Finsternis. Im wahrsten Sinne des Wortes. Es war komplett düster um mich herum. Ich konnte rein gar nichts erkennen. Die Stille, von der ich umgeben war, wirkte auf einmal so viel lauter, dabei wusste ich gar nicht, dass sie sich nach Verzweiflung anfühlen konnte. Verdammt, wo war ich?

Ich atmete tief ein und plötzlich durchfuhr ein stechender Schmerz meinen kompletten Körper, den ich nicht bewegen konnte. Es war mir nicht einmal möglich, meinen eigenen Atem oder Herzschlag auszumachen, die die Stille eigentlich durchbrechen müssten. War ich taub? Und warum konnte ich mich nicht bewegen?

Panik fing an, meinen Hals zuzuschnüren, und ließ mich hektisch nach Luft ringen.

Du darfst jetzt nicht ausflippen, sonst hyperventilierst du noch. Also ein- und ausatmen.

Ich sog die Luft ganz bewusst tief durch die Nase und … fing den herben Geruch eines Männerparfüms ein. Dies ließ mich meinen Plan, Ruhe zu bewahren, komplett über Bord werfen. Ich wollte schreien, doch ich konnte nicht. Ich wollte nach Hilfe rufen, doch bemerkte nur einen Kloß im Hals.

Ich versuchte, mich zu bewegen, doch vergebens. Versuchte mich von dem loszureißen, was mich festzuhalten schien, aber es ging einfach nicht.

Das Einzige, was ich fühlte, waren die unheimlichen physischen Qualen, deren Ursprung ich nicht ermitteln konnte. Mit jedem Versuch, mich zu befreien, zu schreien oder nach Luft zu schnappen, breitete sich der brennende, langsam unerträglich werdende Schmerz weiter aus und übernahm die Überhand. Es war kaum noch auszuhalten. Der Geruch, der mir wieder in die Nase stieg, wurde intensiver, als würde die Person, die ihn trug, sich nur wenige Zentimeter weit von mir aufhalten und mir beim Leiden zusehen. Sie musste nun genau vor mir stehen, unsere Gesichter trennten nur noch Millimeter, denn plötzlich streifte mich ein ekelhaft riechender Atem im Gesicht.

Ich zuckte zusammen, riss meine Augen auf und schreckte hoch. Schweiß ran mir die Stirn entlang und das weite Shirt klebte mir am Rücken.

Meine Hände, die ich in die Luft hielt und beäugte, als hätte ich gerade entdeckt, dass ich Feuerbälle aus ihnen schießen konnte, zitterten, genauso wie meine Beine.

Es war jetzt der zweite Traum dieser Art in den vergangenen vier Tagen gewesen. Ich hatte nie über Albträume klagen können, doch dies hatte sich nun geändert und eine Erklärung dafür war nicht ersichtlich. Filme dieser Art schaute ich seit Jahren nicht mehr, und die Morde, die gerade täglich Schlagzeilen machten, nahm ich zumindest bewusst kaum wahr. Also, was versuchte ich zu verarbeiten oder was wollte mein Unterbewusstsein mir damit sagen? Mitgenommen fuhr ich mir übers glühende Gesicht und ließ mich zurück ins Bett fallen. Bis zu diesem Zeitpunkt hatte ich noch nie Erfahrung mit Träumen gemacht, die so real wirkten, dass man nicht Traum von Realität unterscheiden konnte, und immer noch spürte ich einen leichten Schmerz, der sich durch meinen ganzen Körper bohrte.

Ich stöhnte erschöpft und hievte mich aus dem Bett.

Mein Wecker würde sowieso jeden Moment klingeln und an Einschlafen war nach diesem nervenaufreibenden Traum wohl kaum zu denken.

Immer noch begleitete mich ein Unbehagen, dessen Ursprung ich nicht ausmachen konnte.

In mir klingelten irgendwelche Alarmglocken, aber ich wusste nicht, woher sie kamen und wie sie abzustellen waren. Das beunruhigte mich. Am liebsten hätte ich den Tag nur mit mir selber verbracht, um meine Gefühle zu sortieren, doch das ging nicht. Das Treffen mit Toivo stand an. Womöglich würde es sogar eine gute Ablenkung darstellen, die mir definitiv mehr als nur recht kam.

Die letzten Wochen waren ein einziges drunter und drüber gewesen und Besserung war nicht in Sicht.

Immer noch leicht zitternd schleppte ich mich ins Bad, um mich unter der Dusche von dem ganzen Schweiß zu befreien und mich frisch für den Tag zu machen. Es war 11:00 Uhr, trotzdem hatte ich das Gefühl, die ganze Nacht durchgemacht zu haben. Für einen kurzen Moment genoss ich einfach, wie die Wasserstrahlen auf meinen Körper trafen und ein angenehmes Kribbeln auf diesem verursachten.

Es war jetzt schon so kalt draußen, dass ich am liebsten einfach hier unter dem Duschkopf hätte stehen bleiben wollen, um mich von dem heißen Wasser berieseln zu lassen.

Aber ich hatte kaum noch Zeit, deshalb beschränkte ich meine Duschzeit, nicht so wie gewöhnlich, auf ein Minimum, schlüpfte in bequeme und dem Wetter angepassten Klamotten und putzte Zähne.

In der Küche angekommen wurde ich nicht mit dem gewohnt strahlenden Lächeln von Mom begrüßt, sondern traf auf eine, im Schneidersitz positionierte, konzentrierte Frau, deren Stirn Falten schlug. Fassungslos schnalzend schüttelte sie den Kopf, als sie den Fernseher, vor dem sie saß, ausschaltete.

»Guten Morgen«, machte ich mich bemerkbar. Eigentlich war ich immer noch nicht gut auf sie oder Dad zu sprechen, aber hatte mit den letzten Wochen gelernt, professionell damit umzugehen.

»Morgen, Schätzchen. So eine Schande, es ist somit ein weiteres junges Mädchen als vermisst gemeldet worden. Dabei gilt doch seit Tagen ebenfalls immer noch ein anderes nach dem letzten Leichenfund als vermisst. Wann hört das denn nur auf?« Mit schmal aufeinandergepressten Lippen und kopfschüttelnd erhob sie sich und leistete mir Gesellschaft in der Küche.

Schon wieder ein Opfer.

Das wäre das dritte Mädchen innerhalb drei Wochen.

Der Mörder hat aber ein Tempo drauf.

Langsam schäumte auch in mir ein flaues Gefühl auf.

Aus irgendeinem Grund blieben meine Gedanken an meinem Traum von letzter Nacht hängen und ich begann wieder zu zittern. Mein Magen schien sich plötzlich umzudrehen, denn mir wurde speiübel. *Was ist los mit mir?*

»Alles okay? Du zitterst ja!« Besorgt legte Mom mir eine Hand auf die Schulter.

Ich winkte ab, doch es konnte sich nur noch um Sekunden handeln, bis ich mich über die Spüle beugen würde, um mein Abendessen wieder herauszubefördern.

Es fühlte sich so an, als wolle sich mein Körper so stark gegen etwas wehren, dass er nun auf diese Weise die Notbremse zog. Doch ich versuchte diese Signale zu ignorieren, da ich mir einfach keinen Reim darauf machen konnte. Ich hatte keine Ahnung, was gerade mit mir geschah und weshalb ich mich so fühlte. Der Gedanke an letzte Nacht, die Folter, die so realistisch erschien, ließ mein Herz schneller schlagen und bald drehte sich alles um mich herum.

Ich setzte mich gerade noch rechtzeitig auf einen Stuhl, den Mom vorsichtshalber bereits zu mir herangezogen hatte und hoffte so zur Besinnung zu kommen. Sie reichte mir helfend ein Glas Wasser.

»Mir geht's gut«, flüsterte ich und schloss kurz die Augen.

Sobald sie geschlossen waren, katapultierte es mich wieder zurück in die Dunkelheit, in der ich nur fähig war, das herbe Parfüm und die Schmerzen in meinen Gliedern wahrzunehmen.

Ich wollte einfach, dass es aufhörte.

»Nehmen dich die Nachrichten so mit? Wenn du mich fragst, wäre es unverantwortlich von uns, dich allein rausgehen zu lassen. Und auch mit diesem Jungen … ich weiß ja nicht …« Vorwurfsvoll und mitfühlend zugleich musterte sie mich.

Jetzt wollen sie mich auch noch einsperren.

Ich schüttelte energisch den Kopf. »Ich will auch noch ein Leben außerhalb dieser vier Wände führen. Ist mir doch egal, ob dieser Psycho irgendwelche Mädchen aufschneidet und in den nächsten Wald schleppt.« Eine unvorhersehbare Wut überkam mich, die mich fast zum Schreien brachte. Ich wusste nicht, woher sie plötzlich kam, doch sie fühlte sich besser an als die Angst, von der ich gerade noch dachte, sie würde mich bei lebendigem Leibe verschlingen.

Pure Verzweiflung spiegelte sich in den Augen von Mom wider. Ich wusste nur nicht, ob diese daher rührte, dass sie verzweifelt darüber war, eine Tochter zu haben, die sich wohl nie mit den derzeitigen, neuen Wohnumständen zufriedengeben würde oder weil sie sich wirklich um mein Wohlbefinden sorgte.

»Ich kann auch nichts dafür, dass man hier gerade nicht von perfektem Timing sprechen kann. Denkst du nicht, wir würden alles für dich und deinen Bruder tun?«

Warum sind wir dann hier und nicht in Hannover?

»Aber du musst verstehen, dass ich nicht möchte, eines Abends die Nachrichten anzuschalten, um das Gesicht meiner vermissten Tochter oder noch schlimmer *ermordeten* Tochter zu sehen. Wir haben zurzeit einige Differenzen, aber ihr bleibt trotzdem meine Kinder, die ich über alles liebe, und ich gebe euch die Zeit, die du und Sebastian braucht, um mit allem ins Reine zu kommen. Aber ich bitte dich trotzdem um ein bisschen

Verständnis, Herrgott.« Den Tränen nahe, kämpfte sie um ihre Beherrschung.

So hatte ich sie lange nicht mehr gesehen.

Stille.

Wir beide saßen uns nur schweigend gegenüber und sahen uns an. Ihr dickes, zu einem Dutt hochgebundenes Haar fiel ihr ins Gesicht, und die Falten, die die Zeit so mit sich brachte, machten sich immer deutlicher bemerkbar. Überrascht musste ich feststellen, dass die dunklen Ringe unter ihren Augen nicht gerade für genügend Schlaf sprachen, und auch ihr sanftes Lächeln, um welches sie sich bemühte, wirkte erschöpft. Sie legte eine Hand auf meine, die ich gefaltet auf dem Tisch liegen hatte, als würde ich ein Tischgebet sprechen.

Bitte Gott, lass mich einfach mein altes Leben zurückhaben. Und befreie mich von den Albträumen.

An der Tür klingelte es und wir beide zuckten zusammen.

Ich sah Ma stumm an, denn sie wusste, dass ich, trotz ihres Wunsches zu Hause zu bleiben, gehen würde.

»Sei bitte vorsichtig und stell dein Handy auf laut«, bat sie mich fast schon flehend und erhob sich seufzend.

Ich nickte tonlos und sah unbefriedigt zu meiner Müslischale, die darauf wartete, mit meinem Lieblingsmüsli, dass ich jeden Tag aß, gefüllt zu werden.

Das wurde wohl nichts mehr.

Ernüchtert griff ich nach einer Banane und öffnete die Tür.

Toivo blickte mir entgegen und hob grüßend die Hand, die vorher in seiner Hosentasche stecken hatte.

Seine Wangen waren gerötet und die Mütze, die er trug, drückte sein braunes Haar platt, welches ihm dadurch noch mehr im Gesicht hing.

Ich wäre schon längst verrückt geworden. Hätte mir wahrscheinlich an seiner Stelle das ganze Gesicht aufgekratzt. Denn wer kannte es nicht, vereinzelnde Haare im Gesicht hängen zu haben, die so einen Juckreiz verursachten, dass man glatt sauer wurde. Deshalb bevorzugte ich Dutts, da konnte mich gar nichts stören.

»Ich bin gleich so weit.« Mit diesen Worten ließ ich ihn vor der Tür, in der Kälte, stehen und verschwand die Treppe hinauf, um mir meinen Rucksack zu holen, in welchem ich eine volle Wasserflasche, meine Banane und mein Handy unterbrachte. Unten vernahm ich Moms Stimme, die dem armen Jungen, der womöglich immer noch unbeholfen in der Türschwelle stand, einen Vortrag darüber hielt, auf mich aufzupassen, denn zu dieser Zeit möchte sie erst recht, dass ihre Tochter wieder gut nach Hause findet.

Um die Situation nicht noch unangenehmer werden zu lassen, lief ich die Treppe in schnellen Schritten hinunter, verpackte meinen kleinen Körper dick in Jacke, Handschuhe, Schal und Stirnband, schob mich an Mom vorbei, die mir nochmal einen warnenden Blick zuwarf, zu dem keine weiteren Worte nötig waren, und schloss schnellstmöglich die Tür hinter mir.

»Verdammte Scheiße, ist das kalt«, fluchte ich beim ersten Schritt, den ich auf den leicht verschneiten Kieselweg setzte. Unter meinen Füßen knirschte der Schnee bei jedem Schritt.

Dieses Geräusch empfand ich schon seit meiner Kindheit als sehr angenehm und beruhigend.

»Danke für die Begrüßung. Ich bestehe auch nur noch aus einer erfrorenen Hülle«, entgegnete Toivo trocken, ohne seinen Blick vom Boden abzuwenden.

»Deine Seele ist also auch schon verstorben?«, hakte ich nach, ohne auf die Beschwerde der fehlenden Begrüßung einzugehen.

Nun hob er seinen Blick und sah mich schräg an. Augenzucken.

»Wie könnte ich sonst ohne Schuldgefühle Mädchen entführen?«, konterte er.

Ein seltsamer Humor.

Ich war mir nicht im Klaren darüber, ob mich das, den derzeitigen Umständen entsprechend, wirklich beunruhigen sollte oder ob es einfach zu belächeln war. Tatsächlich entsprach dies auch eher meinem Humor, doch als etwas unangebracht empfand ich es trotzdem.

Schweigen.

Ich konzentrierte mich auf das Geräusch des Schnees, der bei jedem Schritt nachgab. Es musste über Nacht geschneit haben. Nicht viel, aber etwas. Eine dünne Schicht bedeckte die schmale Straße zu meiner Rechten, außer an den Stellen, an denen die Autoreifen ihre Spuren hinterlassen hatten.

Die Dächer schmückte ebenso Schnee, wodurch die Häuser meiner Meinung nach einen noch norwegischeren Eindruck machten, als sie es schon taten.

Als wäre die Landschaft einem Fotoalbum entsprungen.

Es war immer einer der größten Träume meiner Eltern gewesen, ein skandinavisches Holzhaus zu besitzen.

Aber warum um Himmelswillen dann auch wirklich in Norwegen und nicht in Deutschland, dort, wo es doch auch zahlreiche Häuser dieser Art gab.

»Wir müssen gleich abbiegen und dann haben wir die Bushaltestelle auch schon fast erreicht«, holte Toivo mich in die Gegenwart zurück. Er schien, trotz seines trockenen Humors, der verblüffenderweise die Neugier in mir weckte, ihn näher kennenzulernen, okay zu sein.

Serienmörder sind eben meist die netten Nachbarn von nebenan.

»Du sprichst fließend Deutsch ohne jeglichen Akzent, wie kommt das?«, tat ich den ersten Schritt, um eine Konversation anzufangen, mit der Intention, mein Gegenüber genauer unter die Lupe zu nehmen.

»Meine Mutter ist Deutsche und der Freund meiner Mutter ist ebenso zur Hälfte Deutscher, weshalb wir oft zu Hause Deutsch statt Norwegisch sprechen. Und so unfassbar lange leben wir auch noch nicht hier«, antwortete er, ohne mir auch nur einen Blick aus den Augenwinkeln zuzuwerfen.

Es wirkte so, als würden sich für ihn auf dem Boden, den er anstarrte, Bilder abspielen, die er wie einen Kinofilm verfolgte. Seine Stimme klang gedankenversunken, aber einen bestimmten Unterton konnte ich nicht wahrnehmen. Dieser Junge war wirklich schwer zu lesen.

»Seit wann seit ihr hier?«, hakte ich weiter nach.

»Ich war dreizehn, als wir herkamen, und ich kann sagen, dass ich genauso wenig begeistert davon war, wie du gerade.« Nun sah er mir plötzlich, aber nur kurz, tief in die Augen, was mich zurückschrecken ließ.

»Woher weißt du, wie ich mich fühle?«, fragte ich skeptisch und erwiderte seinen Blick.

Erneut zupfte er sich die Haare aus dem Gesicht, vermied es aber, sie unter die Mütze zu schieben, und lächelte leicht. »Die Spannung zwischen dir und deiner Mutter war schon zu spüren, noch bevor ich die Klingel drückte.«

»Mhm.« Nachdenklich senkte ich den Kopf. Der kalte Wind schlug mir ins Gesicht und meine Augen begannen zu tränen.

Zum Glück erreichten wir schnell die Bushaltestelle, die aus einer kleinen hölzernen Unterstellmöglichkeit bestand, in der man etwas vor der Kälte geschützt war.

Wir waren die Einzigen, die auf den Bus warteten, was kein Wunder war, denn um diese Uhrzeit waren die meisten damit beschäftigt, für ihr Einkommen zu sorgen.

Ich rieb meine Hände, eingepackt in meinen Handschuhen, aneinander, in der Hoffnung, sie würden warm werden.

In der Eile hatte ich nach den falschen, dünneren gegriffen, deren Existenz für mich keinen Sinn ergab. Wer kaufte sich Handschuhe, wenn sie nicht ihren eigentlichen Zweck erfüllten?

Die Antwort lag ganz klar auf der Hand: ich.

Aus den Augenwinkeln erkannte ich, wie Toivo mich musterte. Er sah gut aus und das machte mich wohl auch etwas nervöser, als ich es sonst war.

»Im Bus wird es wärmer sein«, versprach er mir und durchbrach die Stille. Wir standen nur wenige Zentimeter voneinander entfernt, weshalb ich meinen Kopf bewusst nicht zu ihm wandte. Doch plötzlich stellte er sich vor mich. Mir blieb nichts anderes übrig, als an ihm hochzuschauen und verwirrt die Stirn zu runzeln.

Seine große Hand hob sich und wanderte in Richtung meines Gesichtes. Mein Herzschlag legte an Tempo zu, doch ich wich nicht zurück. Mit dem Versuch, nicht zu auffällig auf seine mir näherkommende Hand zu schielen, schaute ich schwer schluckend zu Boden. Doch im selben Moment fuhr sein Arm an mir vorbei zur Wand hinter mir.

»Schau, wenn wir uns nicht allzu lange dort aufhalten, schaffen wir den Bus um 14.00 Uhr zurück.«

Erleichtert entwich mir ein kurzes Lachen und mein Blick traute sich nun, seinem Finger zu folgen, der scheinbar noch suchend nach dem Zielort und dessen Abfahrtszeit das Plakat überflog, welches hinter mir an der Wand angebracht war.

Aber natürlich, der Fahrplan.

Ich versuchte, meine Verwirrung zu überspielen, und räusperte mich.

»Das wird machbar sein. Ich habe nicht vor, noch mehr Zeit als nötig in dieser Kälte zu verbringen«, beschwerte ich mich fröstelnd.

»Du scheinst wohl nicht für dieses Wetter gemacht zu sein«, stellte er fest.

Ich bin nicht für diese Stadt gemacht.

Doch diesen Spruch verkniff ich mir, da ich in diesem Moment hörte, wie hinter mir Autoreifen zum Stehen kamen und die Türen eines großen Fahrzeugs mit einem Surren aufgingen. Beim Zuwenden zum Bus vernahm ich durch einen Windhauch erneut den Geruch des Jungen vor mir, dessen Körper sich ebenso um 180 Grad drehte. Herb. Doch dieses Mal vermischt mit einem anderen Parfüm, welches versuchte, den Duft zu überdecken, der mir wortwörtlich Albträume bescherte. Es machte alles keinen Sinn.

Genauso wenig wie der körperliche Zusammenbruch, den ich heute Morgen erlitten hatte. Und schon wieder merkte ich, wie sich mein Magen beim Einatmen und Erkennen des Geruchs zusammenzog. Ich verband damit augenblicklich etwas Negatives, beinahe schon Schreckliches, und das wollte mir partout nicht aus dem Kopf gehen. Nach der Nacht, in der ich diese neue Art des Träumens das erste Mal erlebt hatte, hielt ich es einfach nur für interessant und bedenkenlos. Doch mittlerweile war ich mir dessen nicht mehr so sicher und nicht einmal diese Tatsache war logisch erklärbar.

Mein Leben war einfach ein einziges Rätsel und ich hatte das Gefühl, dass, je mehr ich versuchte, es zu lösen, desto mehr verzettelte ich mich in den Weiten der Verwirrung.

Ich wüsste auch nicht, was es mir bringen sollte, ihn einfach mal darauf anzusprechen. Was hätte ich schon sagen sollen, ohne mich wie ein Psycho anzuhören? *Hey du, woher hast du eigentlich dein Parfüm? Ich träume nämlich von diesem und habe es auch schon einmal gerochen, als ich allein am See war und keine Menschenseele weit und breit.*

Da fiel mir doch eine Frage ein.

»Ich habe mal eine dumme Frage, warst du am Mittwoch, der Tag deines Besuches, wenige Stunden vorher am See unten?«

Wir drängten uns durch den dünnen Gang an Beinen vorbei, die der Meinung waren, mitten darin positioniert werden zu müssen. Der Bus war voller als angenommen, aber vor allem war er besetzt mit älteren Leuten.

Dies ließ sich schon an dem Geruch erkennen, der hier in der Luft lag und mich beim Eintritt wie eine Faust erschlagen hatte. Es stank nicht, aber genau so war einem der Geruch aus dem Altenheim oder auch durch den Besuch bei der Großmutter in Erinnerung geblieben.

Und ich konnte aus Erfahrung sprechen, denn für eine kurze Zeit in meinem, bisher ebenfalls kurzen Leben stellte das Altenheim mein zweites Zuhause dar. Als meine Großmutter aus heiterem Himmel an Alzheimer erkrankt war, gab es keine andere Option, außer sie in ein Altenheim zu stecken, wo sie eigentlich niemals auch nur einen Fuß hineinsetzen wollte. So schnell änderten sich die Dinge. Es ging relativ schnell bergab mit ihr, weshalb wir sie täglich besuchten, bis es dann eines Morgens mit ihr zu Ende ging.

Herzinfarkt.

»Nein, wieso?« Toivo und ich erreichten die Mitte des Busses. Er zwängte sich auf den Sitz am Fenster, dessen Vordersitz viel zu nah an seinem drückte und einem die Möglichkeit jeglicher Bewegung raubte. Ich ließ mich neben ihn fallen. Das machte keinen Sinn.

Außer, er würde lügen. *Aber warum sollte er das tun?*

»Nur so. Ich dachte, ich hatte dich dort gesehen«, log ich und legte meinen Rucksack auf meinen Oberschenkeln ab.

Wenn nicht er dort gewesen war, wer dann?

»Der See ist einer meiner liebsten Plätze hier in der Nähe«, bemühte er sich um eine Konversation.

»Er ist wirklich schön. In Hannover hatten wir so etwas nicht. Als Großstadtmensch bin ich so etwas nicht gewohnt. Aber es hat auch seine guten Seiten«, gestand ich mir ein.

Vor uns atmete plötzlich ein älterer Herr erschrocken auf, als dieser die Tageszeitung aufschlug, die einem bei Wunsch jeden Morgen vor die Tür geliefert wurde.

Toivo und ich wechselten einen Blick, der in beiden Gesichtern, auf denen sich vor Kälte rote Flecken abzeichneten, Neugier widerspiegelte.

Er beugte sich leicht nach vorn, um den Artikeltitel auszumachen.

Nach einem kurzen Wortwechsel schnaubte der Mann empört. Seine Stimme klang nasal, als würde er unter einer Erkältung leiden. Das war auch bei Weitem alles, was ich dem Gespräch entnehmen konnte. Wäre ich beim Norwegisch lernen doch mal etwas mehr hinterher gewesen.

Seine bessere Hälfte kuschelte sich näher an ihn, setzte ihre Lesebrille auf und beugte sich näher zur Zeitung, die auf den Oberschenkeln beider ausgebreitet wurde, weil sie so groß war.

Die Frau seufzte kopfschüttelnd und winkte ab, als wolle sie von dem ganzen Schrecken nichts mehr hören und betonte dies mit dem Absetzen ihrer kleinen, runden Lesebrille.

Ich runzelte die Stirn und sah Toivo fragend an.

Erst erwiderte er meinen Blick mit etwas Verwirrung, doch dann merkte er schnell, dass ich so um eine Übersetzung seinerseits bat.

»Die Vermisstenanzeigen«, bestätigte er meine Vermutung, da wieder das Gespräch mit Mom vor meinem inneren Auge aufblitzte.

Nun konnte ich es auch sehen.

Die Vermisstenanzeigen, auf denen groß zwei blonde Mädchen abgebildet waren, welche lächelnd in die Kamera blickten. Die neuere Anzeige verriet einem, dass das Mädchen seit gestern vermisst wird. Zum Glück hatten die Norweger nicht auch noch die Art Daten anzugeben geändert.

Die Lage wird immer ernster und mittlerweile wurde auch mir bewusst, dass ich den bisherigen Opfern ziemlich ähnelte und deshalb sehr gut in das Beuteschema des Mörders passte, auf dessen Konto nun mindestens zwei junge Frauen gingen und dies auf schreckliche Art. Normalerweise kannte ich solche Geschichten nur aus irgendwelchen Serien oder Filmen, doch der Fakt, jetzt selber ein potenzielles Opfer darzustellen, bereitete mir Angst.

Es war ein dummer Gedanke, der in mir aufkeimte, aber was war, wenn mein Unterbewusstsein versuchte mir etwas viel Tiefgründigeres mitzuteilen, als ich bisher angenommen hatte? Damals hatte ich mal ein Interview gesehen, in welchem eine Frau darüber sprach, dass sie eine Nacht vor einem anstehenden Flug davon geträumt hatte, das Flugzeug würde abstürzen. Dieser Traum bewahrheitete sich, doch sie überlebte, wie zum Glück viele weitere Passagiere.

»Ist alles okay, Emma?« Toivo tippte mir auf die Schulter. Das erste Mal, dass er mich anfasste. Auch mir wurde nun klar, dass ich meine Finger in den Sitz vor mir krallte.

Ich fand wieder zu mir, blinzelte mehrmals, um mich selber in die Realität zurückzuholen, und fiel nach hinten zurück in meinen Sitz. »Ja, alles in Ordnung. Ich bin einfach hungrig. Ich habe noch nichts gegessen und ich glaube, deshalb spielt mein Kreislauf jetzt ein bisschen verrückt.« Irgendwie handelte es sich dabei nicht einmal um eine Lüge, denn ich versuchte mir meinen

Zustand damit zu erklären, auch wenn mir bewusst war, dass es schwachsinnig war. Vielleicht hatte ich einfach das Stadium erreicht, in dem man realisierte, dass man allmählich verrückt wurde, aber aktiv nichts mehr dagegen unternehmen konnte. Die Hoffnung um mich war längst verloren.

Seufzend rieb ich mir über das Gesicht, und während ich meine Banane aß, die ich aus meinem Rucksack zog, merkte ich, wie mir wieder wärmer wurde. Das war der Klimaanlage zu danken, die glücklicherweise genau über uns angebracht war. Selbst Toivo fing sogar zu schwitzen an, denn er riss sich die Mütze vom Kopf und öffnete seine Jacke.

»Wird doch ganz schön warm, nicht?« Ich schenkte ihm ein verständnisvolles Lächeln.

Mir war bewusst, dass ich mich eigentlich jemandem, betreffend meiner Gedanken, anvertrauen sollte, um mir mental als auch körperlich Luft zu schaffen.

Aber ich wusste nicht, wessen Hilfe ich in Betracht ziehen konnte und sollte. Hier hatte ich niemanden und trotzdem brauchte ich einen Gesprächspartner, dessen Anwesenheit ich nicht nur durch eine Telefonleitung spürte. Gesicht zu Gesicht, nicht Telefon zu Telefon.

Wenn ich den ganzen Kabelsalat in meinem Kopf nicht bald entwirren konnte, würde ich wahnsinnig werden. Dann blieb mir nur noch eine Geistesanstalt. Ich würde von meinem Gedankenkarussell erschlagen werden, untergehen, begraben von Überforderung, Hilflosigkeit und Hoffnungslosigkeit.

Soweit sollte es nicht kommen.

Skeptisch musterte ich den Jungen neben mir, der seelenruhig aus dem Fenster blickte. Sollte ich ihm mehr Vertrauen schenken, als ich es bisher tat? Sollte ich es wagen? Der Erfahrung nach wusste ich, dass nicht jeder Mensch, der vertrauenswürdig wirkte, auch wirklich vertrauenswürdig war. Aber was hatte ich schon zu verlieren, außer bei einem Jungen den Eindruck zu erwecken, nicht mehr alle Tassen im Schrank zu haben? Die Rettung meines Verstandes hatte Vorrang, solang er noch zu retten war.

Ich öffnete meine Lippen, um zu sprechen, als er mir zuvorkam. »Wir sind gleich da.« Mit diesen Worten schloss er den Reißverschluss seiner Jacke und richtete seine Haare, da sie durch die aufgesetzte Mütze in alle Richtungen abstanden. Angespannt entwich mir ein Seufzer.

Nach Toivos Ankündigung hielt der Bus auch kurze Zeit später vor einer kleinen, nahezu traurig wirkenden Bushaltestelle, die nur aus einem Schild und einer Bank bestand.

Wir stiegen aus, bereit, uns der Kälte, die uns beim Aussteigen direkt ins Gesicht schlug, erneut zu stellen.

Sie umhüllte uns, und beim Ausatmen sah es so aus, als würden wir Zigarettenrauch entweichen lassen.

Ich drehte mich um meine eigene Achse und musste feststellen, dass uns außer Natur nichts umgab. Rechts von uns standen mit Schnee bedeckte Tannen und auch links waren weit und breit nur Bäume zu sehen. Nun war ich komplett am Arsch, zumindest wenn jetzt der falsche Junge neben mir stand. Von anderen Menschen keine Spur. Und zu allem Überfluss waren wir die einzigen Personen, die hier ausstiegen.

Soll dies nicht eine Sehenswürdigkeit sein? Normalerweise verband ich das mit Menschenansammlungen, die dem Drang, bei jeder möglichen Gelegenheit die Kamera zu zücken, nicht widerstehen konnten.

»Sag mal, also mir kommt es so vor, als wären wir hier gerade am Arsch der Welt angelangt.« Ich richtete mein Stirnband und hob die Arme.

»Die schönsten Orte hier in Norwegen sind nicht so von Menschen besiedelt wie in Deutschland. Und außerdem sind wir ja noch gar nicht da.« Mit einem Nicken forderte er mich auf, ihm zu folgen.

Ab in den Untergang. Hinein in den Wald, in dem niemand meine schmerzerfüllten Schreie hören würde.

Ich versuchte meine Gedanken in etwas Positives umzuwandeln, also war es Zeit, Humor mit ins Boot zu holen.

»Aber wehe, wir verlaufen uns. Und wehe, ich komme nicht mehr lebend hier raus. Heute Abend gibt es Pizza, die würde ich gern noch essen wollen.« Ich stieg über Äste und Zweige, die auf dem Weg lagen und mich hinterfragen ließen, ob wir uns überhaupt auf einem Weg befanden.

»Ist das eine Abkürzung?«, fügte ich kurz hinzu, bevor er auf meine vorherigen, überspielten Späße reagieren konnte.

Er blieb stehen und drehte sich zu mir um. Dies passierte so plötzlich, dass ich in ihn hineinlief.

Meine Reflexe waren noch nie die besten gewesen. Ich kam ins Straucheln, konnte mich allerdings gerade noch fangen, bevor ich den Schnee aus nächster Nähe unter die Lupe genommen hätte.

»Sorry. Ich dachte aus irgendeinem Grund, du wärst neben mir.« Er lächelte.

Neben dir? Dort wäre nicht mal Platz für ein Streichholz.

Er wirkte in diesem Moment genauso schusselig, wie ich es immer war. »Das hier war mal ein Pfad, aber als die Leute anfingen, diesen nicht mehr zu nutzen, sondern lediglich den größeren, wuchs der hier schnell zu«, erklärte er, während er sich weiter durch den verzweigten Durchgang kämpfte. »Gleich wird es besser«, sprach er mir motivierend zu und wirkte plötzlich wie ausgewechselt. Offener und glücklicher. Man spürte, ohne ihn zu kennen oder eine gute Menschenkenntnis zu besitzen, dass er sich wohlfühlte. Die Kälte spielte keine Rolle mehr. Ich hingegen versuchte amateurhaft mit schützenden, verschränkten Armen vor meinem Gesicht, dieses vor Kratzern durch die feinen Äste zu bewahren. *Wenn ich das hier überstehen sollte, dann werde ich so aussehen, als hätte ich mich wortwörtlich mit einer Katze geprügelt. Die Katze hätte den Kampf gewonnen. Und das alles für ein Schulprojekt? Herrgott, hätte ich das doch früher gewusst. Wohin bringt dieser Kerl mich nur?*

»Also gleich müssen wir dann nach rechts«, rief Toivo vor mir, ohne sich nach mir umzusehen.

Ich hätte auch tot am Boden liegen können und er hätte es nicht bemerkt.

Ich schaute nach rechts und erkannte, dass es genauso aussah wie auf der anderen Seite. Die Tannen und Sträucher waren so dicht, dass man kaum durchschauen konnte, und der zugewachsene, verwucherte Weg, dem wir gerade folgten, schien ins Nichts zu führen.

»Und wohin genau soll uns dieser geheime Weg führen? Nach Narnia?«, zischte ich genervt, als mein Stiefel an einer Wurzel hängenblieb und mich beinahe zu Boden riss.

»Wir erreichen gleich einen größeren Pfad.«

»Gib es hier eigentlich auch Wildschweine?«, erkundigte ich mich weiter und realisierte schnell, dass ich alles nur noch schlimmer machen würde, wenn seine Antwort ein Ja wäre. So war es natürlich auch. Ich hatte dem Ausflug zu einem See in einem Wald zugestimmt, nicht in die Rolle des Bear Grylls zu schlüpfen.

Nach wenigen Minuten, die wir uns durch die Natur kämpften – ich mehr als er – erreichten wir einen breiteren, zugänglicheren Weg, der tatsächlich wie ein für Menschen gemachter Pfad aussah. Keine nervigen kleinen Äste oder aus dem Boden ragende Wurzeln und Sträucher. Mein Gesicht spürte ich schon kaum noch, weil es sich so an die Kälte gewöhnt hatte, dass es sich einfach dem Schicksal ergab und mir den Gefallen tat, die ganze Situation nicht unnütz schlimmer zu machen. Der Weg, ebenfalls umgeben von dicht beieinander hochragenden Bäumen, führte uns erst einmal nur geradeaus.

Immer noch wartete ich auf Menschen, die uns entgegenkamen, doch vergeblich.

»Wenn wir schon hier sind, können wir ja auch mal Fotos machen, oder?« Ich blieb stehen und nahm meinen Rucksack ab, um mein Handy herauszuholen.

»Gute Idee«, stimmte er mir nickend zu und kam wenige Meter vor mir zum Stehen.

Ich zog meine Handschuhe aus und bereute es sofort. Nun würde es ewig dauern, bis sie unter den

Handschuhen, deren Anwesenheit sowieso kaum von Bedeutung war, wieder einigermaßen warm wurden.

Scheiß drauf. Ich öffnete meine Handykamera, drehte mich um die eigene Achse und schoss aus jeder Position ein Bild. Durch das nähere Betrachten des Waldes musste ich mir die Schönheit eingestehen. Es war so still hier, dass man sich darin verlieren konnte. Die Atmosphäre lenkte mich nicht von meinem Unbehagen ab, was mich trotz des atemberaubenden Ausblicks auf die Tannen beflügelte, die mit ihren schneebedeckten Zweigen in die Höhe wuchsen und so wirkten, als können sie die Wolken, berühren. *Wie Wolkenkratzer.*

Ich entschied, mir die Fotos kurz genauer anzuschauen, bevor wir weitergingen, und stutzte bei einem Bild.

Ich zoomte näher heran, zu einer Stelle, die nicht so dicht bewaldet war. Es sah fast schon so aus, als würde dort ebenso ein weiterer, noch schmalerer Weg existieren, der tief in die Abgründe des Waldes führte.

»Hey Toivo, schau mal bitte hier«, winkte ich dem in die Ferne starrenden Jungen zu.

Panik überkam mich und mein Herz begann mir bis zum Hals zu schlagen, als ich realisierte, was ich soeben auf Kamera festgehalten hatte.

Neugierig und hellhörig sah er zu mir herüber und folgte mir zu der Stelle, die ich vor wenigen Sekunden noch auf meinem Display beäugt hatte.

Mein Magen drehte sich augenblicklich um und mir wurde, genauso wie heute Morgen, speiübel. Dieses Mal konnte ich mich nicht dagegen wehren.

Schwarze Punkte begannen vor meinen Augen zu tanzen und vergrößerten sich, bis plötzlich alles um mich herum schwarz wurde und ich nur noch vernahm, wie Toivo fluchte.

»Verdammte Scheiße …«

5

Schreie. Schmerzerfüllte Schreie waren alles, was ich in diesem Moment, komplett umgeben von Dunkelheit, vernehmen konnte. Sie waren ohrenbetäubend und fuhren mir durch die Knochen. Mit allen Kräften versuchte ich meine Augen aufzureißen, aber etwas machte es mir unmöglich, sie zu öffnen. Es ging einfach nicht. Bei jedem Versuch zog ein stechender Schmerz meine Schläfen entlang, bis zum Hinterkopf, und auch meine Arme und Beine fühlten sich an wie Blei. Der totalen Hilflosigkeit ausgesetzt, kämpfte ich weiterhin darum, die Kontrolle über meinen Körper zurückzuerlangen.

Die Schreie verstummten mit einem letzten, kraftlosen Aufschrei, der so angsterfüllt klang, dass es mir eine Gänsehaut verpasste und sich jedes noch so winzige Härchen auf meinem Körper aufstellte.

Wenn ich meine Augen schon nicht öffnen konnte, dann musste ich eben versuchen, meine Umgebung mittels anderer Sinne zu analysieren. Aber wollte ich das überhaupt? Sobald ich mich dem Kampf stellen würde, müsste ich mich erneut den schrecklichen Qualen aussetzen. Das wollte ich nicht.

Das konnte ich nicht.

Mir wurde schon ganz schlecht. Der Versuch, meine Atmung zu regulieren und so ein wenig die innere Unruhe in mir zu bändigen, war ein fataler Fehler, denn plötzlich spürte ich ein Kribbeln in meiner Hand. Dieses wurde abgelöst von Höllenqualen. Ich schrie spitz auf. *Tatsächlich.* Ich war in der Lage, zu schreien. Und nicht nur das. Binnen Sekunden wurden meine Arme und Beine sowie mein gesamter Oberkörper so schwer, dass ich einfach fiel. Ich fiel ins Nichts, denn um mich herum war es weiterhin finster. Ich kreischte vor Schmerzen, vor Panik, und mit dem Wunsch, aus diesem Albtraum zu erwachen. War dies überhaupt ein Albtraum? Es schien alles so real und doch so unbegreiflich entsetzlich, dass man sich nichts sehnlicher wünschte, als, dass es endlich aufhören würde.

Mein schwerer Körper prallte geräuschlos auf einen kalten Boden. Dabei bohrten sich kleine Splitter in meine Haut. So lag ich da, vor Schmerzen schluchzend, die Knie zur Brust herangezogen. *Wach auf, Emma!*

»Wach auf!«, kreischte ich und bekam als Antwort ein leeres Echo meiner eigenen Hilferufe zurückgeworfen.

Ich richtete mich auf, mit einer Hand auf dem Boden aufgestützt. Komischerweise waren meine Augen nun geöffnet und ich vermochte einen schwachen Lichtstrahl durch einen Schlitz am Boden entlang einer Tür auszumachen. Es roch nach nassem Holz und Urin und nun nahm ich auch die durchdringende Kälte wahr, die mich umgab.

Mit aller Kraft richtete ich mich weiter auf und humpelte mit vor Schmerzen verzogener Miene und zitternden Beinen zur Tür. Jeder Schritt war ein Kampf gegen mich selbst, der eigentlich, wie ich bei jeder auch nur leichten Bewegung zu glauben dachte, längst verloren schien. Gleich würde ich zusammenbrechen. Doch ich biss mir willensstark auf die Unterlippe, um den Schmerz umzulenken.

»Hallo?«, krächzte ich mit letzter Energie, bevor ich an der Tür zu Boden sackte. Dabei entging es mir nicht, mich in letzter Sekunde an der kleinen, kalten Türklinke festhalten, die ich mit herunterzog. Die Tür öffnete sich einen Spalt und grelles Licht strömte herein.

Reflexartig kniff ich die Augen zusammen, die sich erst einmal schmerzvoll an die Helligkeit gewöhnen mussten. Ich rollte mich, ohne die Kraft, mich ein weiteres Mal aufzurichten, nach links, um die verschmutzte, kleine Tür weiter aufzuschieben, und blickte nun in einen langen Gang, der kein Ende fand und ins Nichts führte.

Verwirrung übermannte mich, als ich erkannte, dass der lange, unendliche Flur, dessen Wände blutverschmiert waren, sich zu verändern anfing.

Die Wände begannen sich voneinander zu entfernen, das grelle Licht wurde dunkler und ähnelte nun nicht mehr dem eines Krankenhausflures, sondern dem eines von Wolken bedeckten Himmels.

Wach auf, Emma! Komm schon, es ist nur ein Traum.

Die Wände, die gänzlich verschwanden, wurden durch hohe Tannen ersetzt.

Ich kniff meine Augen zusammen, weil ich immer noch Schwierigkeiten hatte, Dinge klar erkennen zu können. Die Tannen waren nicht nur mit Schnee bedeckt, sondern feinste, rote Flecken sprenkelten die weiße Oberfläche. Es handelte sich eindeutig um Blut. Diese Vermutung bestätigte sich auf grausame Art und Weise, als mein Blick an den Bäumen entlang zu Boden glitt und meine Augen auf etwas stießen, was nicht einmal meine scheußlichsten Fantasien vor meinem inneren Auge hätten projizieren können. Ich wollte aufschreien, doch in diesem Moment spürte ich ein lautes Keuchen direkt hinter meinem rechten Ohr. Warme Luft, die eines schlecht riechenden Atems. Mein noch nicht verübter Schrei erstickte in der Sekunde, in der ich meine Lippen vor Angst aufeinanderpresste, die Luft anhielt und meine Augen zusammenkniff. Wie ein kleines Kind, welches aus Versehen frühzeitig die Geburtstagsgeschenke zu Gesicht bekommen hatte, nachdem es sich unerlaubt in das Zimmer mit den Geschenken geschlichen hatte. Ich wollte weder das sehen, was sich unter den Tannen, noch das, was sich nun hinter mir befand, und die Erinnerung daran einfach aus meinem Gedächtnis verbannen.

Einfach aufwachen aus diesem gottverdammten Albtraum.

»Geh weg!«, winselte ich, und als ich mutig den Versuch wagte, meinen Kopf zu drehen, ging es nicht mehr. Mein Kopf, erfüllt von pochendem Schmerz, war nicht in der Lage sich zu bewegen.

Der Atem wurde lauter, der Geruch des Mundgeruchs deutlicher, sowieso der des Parfüms, bei welchem meine Alarmglocken augenblicklich anschlugen.

Scheiße, verdammt, wann hört das auf?

Der laute Atem zog nun ein schwaches, widerliches Schmatzen nach sich, als würde jemand den Mund öffnen, um zum Sprechen anzusetzen.

»Ich bin dir näher, als du denkst«, raunte diese Stimme so leise, dass ich Mühe hatte, sie zu verstehen. Eine Hand packte mich plötzlich von hinten und rüttelte mich kräftig.

»Emma!«, drang eine seltsam vertraut klingende Stimme zu mir durch und wurde eindringlicher. »Kannst du mich hören?«

Es wurde wieder schwarz um mich herum, alles war plötzlich wie durch ein Fingerschnippen verschwunden.

Als hätte es dieses Szenario nicht gegeben.

Langsam aber sicher begaben sich mein Körper und mein Bewusstsein zurück in die Realität. Meine Augen öffneten sich langsam und vorsichtig aus Angst, ich könnte doch noch in dem Albtraum gefangen sein und mich nur in einer nächsten Szene wiederfinden.

Mein Oberkörper wurde immer noch geschüttelt und jetzt konnte ich auch erkennen von wem.

Toivos Kopf hing über meinem und sein Oberkörper war über mich gebeugt.

Ich kam nur langsam wieder zu mir, schloss erneut die Augen und es fühlte sich so an, als müsste ich mich immer noch mit aller Kraft in die Realität zurückkämpfen. So, als würde etwas versuchen, mich auf die andere Seite zurückzuziehen. In seinen Besitz nehmen, damit ich weiterhin hilflos dem ausgeliefert bin, dem ich nie wieder begegnen wollte.

Noch einmal meine ganze Kraft aufbringend, riss ich nun entschlossen meine Augen auf und löste mich aus den Fängen dieser Ohnmacht.

Ein Schwall der Erleichterung überkam mich, doch mit diesem setzte auch die Panik ein, denn schnell wurde mir klar, dass die Leiche, die ich zu Gesicht bekommen hatte, nicht nur ein Teil meines Traums gewesen war, nicht nur ein Abbild meiner blühenden Fantasie, sondern die schonungslose Realität.

Wie ein Schlag ins Gesicht traf es mich, als ich mich, aufgestützt auf Toivos Oberschenkeln, im Wald wiederfand, in dem ich, wegen des wohl furchteinflößendsten Anblicks, den ich jemals ertragen musste, zu Boden gesackt war. Von Blutspritzern auf den mit Schnee bedeckten Tannen fehlte allerdings jede Spur, was mich zu dem Schluss brachte, dass das nur die Hirngespinste meiner Ohnmacht gewesen waren.

»Emma? Kannst du mich jetzt hören?« Immer noch packte er mich an meinen Oberarmen, doch der Griff lockerte sich, als ich zu ihm aufsah.

»Ich dachte schon, du krepierst mir hier. Für eine kurze Zeit war dein Puls so schwach, dass ich dachte, du gehst gleich endgültig ins Licht.«

Ins Licht wäre ich wirklich fast gehumpelt. In den grell erleuchteten Flur. Dazu hatte mir jedoch die Kraft gefehlt.

Der über mich kommende Brechreiz holte mich vollständig in die Gegenwart zurück und zwang mich dazu, mich zur Seite zu drehen. Ich rutschte von Toivos Oberschenkeln, fiel seitlich zu Boden und übergab mich.

Es brachte Entlastung für meinen drückenden Magen.

Da lag ich nun im Schnee und erbrach mich vor einem Jungen, der immer noch kniend auf dem Boden saß, und fühlte mich wie dreimal überfahren.

»Geht es dir besser?«, erkundigte er sich.

Geht's mir wieder besser? Wir befinden uns gerade an einem Tatort und ich habe das erste Mal eine übel zugerichtete Leiche gesehen. Aber ja klar, nach dem Kotzen fühle ich mich wie neugeboren.

Ich fuhr mir mit dem Handrücken über den Mund und stellte erstaunt fest, dass ich meine Handschuhe trug, die ich zuvor ausgezogen hatte.

Er sah mir meine Verwirrung an.

»Deine Hände wurden ganz rot, ich dachte mir, dass es besser wäre, dir die wieder anzuziehen. Ich habe mich gefühlt, als würde ich eine Dreijährige anziehen«, gab er um ein Lächeln ringend zu.

Lächelnd. Gott, was war das nur für ein Tag.

Nur wenige Meter von uns entfernt lag eine Mädchenleiche und ihm war zum Lächeln zumute? Zugeben, ich war auch froh, wieder bei Sinnen zu sein. Wahrscheinlich erleichterter als er. Aber mir ein Lächeln auf die Lippen zu zaubern? Dazu war mein Mund definitiv nicht imstande.

»Was machen wir denn jetzt?« Aufgebracht und mit dem Versuch, das Erbrochene, was vor mir lag, zu ignorieren, richtete ich mich auf. Meine Beine jedoch waren zu schwach, weshalb ich zur Seite knickte.

»Warte.« Toivo erhob sich, griff mir mit einem Arm unter die Achseln und hievte mich hoch.

Er hatte mehr Kraft, als ich dachte. Anerkennend nickte ich ihm zu und befreite mich aus seinem Griff.

»Ich habe die Polizei informiert.« Er klopfte sich den Schnee von seinen Schienbeinen und hielt sein Handy hoch. »Sie sagten, sie würden bald da sein. Wir sollen uns noch etwas gedulden, nicht abhauen und nichts anfassen.«

Ich musste fassungslos auflachen. »Der Punkt, eine Leiche zu betatschen, ist sicher nicht auf meiner To-do-Liste zu finden. Das also sollte kein Problem darstellen.«

Toivo verzog schuldig die Miene.

Mir fiel die Kinnlade herunter, ohne dass ich diese Reaktion hätte beeinflussen können. »Um Himmels willen, sag mir nicht, dass du den toten Körper da vorn berührt hast?« Von einem Adrenalinschub durchflutet, deutete ich energisch zu der Leiche.

»Nicht direkt. Als ich sie gesehen hatte und mir sie genauer anschauen wollte, wäre ich fast gestolpert. Es könnte sein, dass ich mich auf ihrem Arm abfangen musste.« Er kratzte sich schuldbewusst hinterm Ohr.

Ich schlug die Hände vors Gesicht und atmete hörbar ein und aus. Mein Innenleben war ein einziges Chaos und es bestand keine Chance, dieses irgendwie auch nur ansatzweise zu beseitigen. Deshalb versuchte ich es gar nicht erst, sondern konzentrierte mich darauf, nicht gleich wieder bewusstlos umzukippen. Dorthin zurück wollte ich nicht, aber hier wollte ich eigentlich auch nicht sein. Verzweifelt entwich mir ein Seufzer und ich warf nun doch einen Blick aus den Augenwinkeln zu dem Mädchen, welches halbnackt im Schnee lag. Einerseits war Toivos Neugier nachvollziehbar, doch der Grund, weshalb ich mich dem blassen, verschmutzten Körper nun näherte, war ein anderer. Ich musste schauen, ob es vielleicht irgendwelche Anhaltspunkte gab, die mir halfen, meine Albträume besser zu verstehen. Das klang verrückt, doch ich hatte in diesem Moment keine andere Wahl, das Bedürfnis war einfach zu groß.

»Hey, Emma.« Toivo packte mich am Unterarm. »Du musst es dir nicht anschauen. Und um ehrlich zu sein, habe ich keine Lust, von zwei auf dem Boden liegenden Mädchen umgeben zu sein. Vor allem nicht, wenn die Bullen eintreffen.«

Ich zog meinen Arm weg und sah ihm mit entschlossenem Blick in die Augen.

»Ich muss. Ich erkläre es dir später, okay?« Nun blieb mir nichts anderes übrig, als ihn in meine Gefühlswelt einzuweihen.

Langsam näherte ich mich dem Grauen und schloss kurz die Augen, um mich zu sammeln.

Als ich sie wieder öffnete und mein Blick zum Boden wanderte, war sie immer noch da. *Schade.*

Die vollen, blonden Haare, in alle Richtungen abstehend und leicht von Schnee bedeckt, waren zerzaust. Sie hätten einer Shampoowerbung entflohen sein können, so voll und lang waren sie.

Es war eines der Mädchen aus der Vermisstenanzeige. Das erkannte ich trotz der Verunstaltungen sofort.

Ihre Haut schimmerte blau von der Kälte.

Die weit aufgerissenen und von Leere erfüllten Augen waren verhältnismäßig groß in Relation zu ihrer Nase und ihrem Mund. Zumindest in Anbetracht dessen, was von ihrem Mund noch erkenntlich war. Denn dieser war zugenäht. Erneut packte mich die Übelkeit und ich krümmte mich kurz zur Seite, um dem Verlangen nachzugeben.

Ich schluckte den hochkommenden Brei wieder hinunter und wandte meinen Blick erneut dem armen

Mädchen zu, das ungefähr in meinem Alter zu sein schien.

Feine Einstiche, sowohl auf der Ober- als auch Unterlippe, waren unsaubere Fixierpunkte für den dünnen, schwarzen Faden, der sich durch diese zog.

Das Blut, welches aus den Stichen gesickert war, hatte getrocknete Spuren auf ihrer Wange und Flecken im Schnee hinterlassen. Es sah schrecklich aus und ich hoffte zugleich, dass das Mädchen bereits tot war, bevor all das mit ihr geschehen war. Mein Gefühl verriet mir aber, dass dies nicht der Fall war. Die Schmerzen wollte ich mir nicht ausmalen.

Das viel zu große, von Blut und Dreck verunreinigte T-Shirt, welches sie trug, war ursprünglich weiß gewesen.

Ihre von Kratzern übersäten Arme, waren so positioniert worden, dass ihre Handflächen nach oben in Richtung der bewölkten Himmelsdecke zeigten und man freien Blick auf ihre Pulsadern hatte. Auf beiden Innenseiten ihrer Unterarme war die Zahl 8 mit einem Messer verewigt worden. Aber warum 8? Meines Wissens trugen die anderen Opfer auch Nummern, aber von einer Reihenfolge fehlte jede Spur. *Ein heilloses Durcheinander.*

Die Arme wiesen blaue und violett gefärbte Flecke auf, was wahrscheinlich darauf hindeutete, dass sie nicht nur mit einem Messer oder etwas anderem Scharfen gefoltert worden war, sondern auch mit bloßen Händen. Es muss ein grässlicher Tod gewesen sein.

Der Urinfleck im Schritt ihrer ehemals weißen, weiten und kurzen Hose sprach Bände.

Ihre Angst und Verzweiflung müssen unbeschreiblich gewesen sein. So in meinen Träumen. Zuvor hatte ich noch nie eine derartig intensive Furcht empfunden.

Der Unterschied war nur, dass es sich bei ihrem Albtraum um einen realen gehandelt hatte, während es sich bei mir nur um Fantasien meines Unterbewusstseins drehte. Trotzdem war es erschreckend für mich, dass es jedes Mal so real erschien und mir glauben machte, es könnte sich um die Wirklichkeit handeln.

Aber war dies nicht auch ein lebendiger Albtraum, in dem ich zurzeit steckte? Mein Gefühl sagte mir, dass es noch viel schlimmer werden würde, und dabei hatte ich gerade das allererste Mal eine echte, übel zugerichtete Leiche zu Gesicht bekommen. Konnte es denn noch schlimmer werden?

Was, wenn sich die Träume bewahrheiteten, wie die der Frau, die vom Flugzeugabsturz geträumt hatte?

Beklemmung machte sich in mir breit, doch ich kämpfe gegen dieses Gefühl an. Es gab jetzt wesentlich Wichtigeres, um das ich besorgt sein sollte als über irgendwelche Visionen.

»Sie kommen«, setzte mich Toivo über das Eintreffen der Polizei in Kenntnis, die sich uns mit einem großen Krankenwagen und zwei dazugehörigen Polizeiwagen näherte. Der Pfad war scheinbar doch breiter, als ich dachte.

Ich ging zu Toivo, der mitten im Weg stand und zu den leuchtenden, mittlerweile ohrenbetäubenden Sirenen starrte.

»Was für ein beschissener Tag«, schnaubte er, und ich war dankbar, dass er meinen Eindruck des heutigen Tages teilte.

Nachdem die Polizisten mit dem entsprechenden Rettungsdienst, für den es nichts mehr zu retten gab, eingetroffen waren, stellten sie uns einige Fragen. Dabei fungierte Toivo als mein persönlicher Übersetzer. Sie sorgten sich um unser Wohlbefinden.

Als die Fragerunde endlich ein Ende fand und sie zufrieden feststellten, dass wir unseren Schock, von dessen Existenz ich mir bei Toivo gar nicht sicher war, gut überstanden hatten, boten sie uns eine Rückfahrgelegenheit an.

Die Arbeit für sie war zwar noch längst nicht getan, aber es war nicht gewollt, dass die Anwesenheit von zwei Jugendlichen länger anhielt, als nötig. Wir wurden also von einem Wagen zurückgefahren, der uns vor Toivos Haus absetzte.

Ich hatte mich bewusst gegen mein eigenes Zuhause entschieden, denn gerade fühlte ich mich in Toivos Nähe wohler, als ich es in der von Mom und Dad tat. Das war ein neues Mysterium, denn eigentlich benötigte ich oftmals Wochen, um mich in der Gegenwart mir zuvor fremder Menschen wohlzufühlen.

Einen Anruf war ich meinen Eltern trotzdem schuldig. Dabei überzeugte ich sie von meiner Unversehrtheit und davon, dass es mir gut ging. Das war natürlich gelogen. Nichts war gut, und als wir stillschweigend in dem Polizeiwagen saßen, überrollte mich der Schock erneut.

Mein gesamter Körper begann zu zittern und meine Augen wurden feucht. Ich blinzelte mehrfach, um die Tränen zurückzuhalten, aber konnte nicht verhindern, dass mir eine über die Wange rollte.

Toivo bemerkte dies und sah mich mit schiefgelegtem Kopf an. Dieser Junge war entweder tough im Nehmen, ein Meister im Verbergen seiner Gefühlswelt oder hatte schon einiges im Leben durchmachen müssen.

Ich bemühte mich eines sanften Lächelns, um ihm zu signalisieren, dass alles okay war. Doch dieser Versuch scheiterte kläglich.

»Alles wird gut, ja?«, flüsterte er mir nach einem kurzen Blickwechsel zu. Seine Wangen waren immer noch gerötet und die Haare hingen ihm allesamt im Gesicht, nur tat er dieses Mal nichts dagegen. Die Mütze hatte er abgesetzt und seine Jacke war wieder geöffnet.

Ich hingegen saß eingemummelt in meiner dicken Winterjacke, meinem Stirnband und meinem riesigen Schal auf der Rückbank und es kam mir so vor, als hätte man mich in einer Tiefkühltruhe eingesperrt.

Das Zähneklappern konnte ich nicht unterbinden und von blau angelaufenen Lippen war auch auszugehen.

»Das ist der Schock«, sprach Toivo mir wieder zu. Ich bewunderte sein Engagement.

»Du kannst ja auch total nett sein«, frotzelte ich und umarmte mich selber. Seine Lippen umspielte ein Grinsen.

Mein Bauchgefühl sagte mir, dass uns dieses Erlebnis näher zusammengebracht, eine Art Verbundenheit zwischen uns geschaffen hatte.

Vielleicht handelte es sich aber auch nur um den großen Hunger, der meinen gesamten Magen zusammenkrampfen ließ.

Wenige Zeit später kam das Auto vor einem kleinen, gelben Haus zum Stehen. Es wirkte alt, und das Gelb, was einst strahlend gewesen sein musste, war abgenutzt. Die große Tür hingegen erweckte einen einladenden Eindruck, nicht wie der Rest des Hauses.

Gleich neben dem Haus befand sich ein leeres Carport.

Toivo ging voraus und schloss die Haustür auf, die sich quietschend öffnete.

»Es ist keiner zu Hause. Ma arbeitet und Patrick auch«, meldete er deren Abwesenheit an und bat mich, die Schuhe unter der Garderobe auszuziehen.

Der Spruch *Klein-aber-fein* beschrieb den Wohnraum perfekt. Vom kurzen Flur aus führten drei Türen in verschiedene Zimmer, und in die Küche, in deren Angeln keine Tür montiert war, hatte man freie Sicht.

Sobald ich über die Türschwelle getreten war, stieg mir der penetrante Parfümduft in die Nase, den ich bereits zu gut kannte. Um keinen Preis wäre ich davon ausgegangen, dass mir mal ein Geruch so unangenehm vorkommen und sich tief in meiner Magengrube das Verlangen nach der Flucht ausbreiten würde.

Ich versuchte mich zur Ruhe zu besinnen, und redete mir ein, dass dieses Parfüm nichts mit meinen Träumen zu tun hatte, sondern nur ein seltsamer Zufall war.

Wie der Fund der Leiche.

»Möchtest du etwas essen?« Um sein höfliches Zuvorkommen wortlos zu erklären, zeigte Toivo auf meinen Bauch, dessen lautes Knurren ich jetzt erst wahrnahm.

»Ja, bitte«, entgegnete ich dankbar und folgte ihm in die Küche.

Er öffnete den über der Spüle angebrachten braunen Schrank und fischte eine Toastverpackung hervor.

Fragend hob er diese in die Luft und wartete auf meine Zustimmung. Dann bereitete er uns beiden Toast mit Marmelade.

Das ausgelöste Adrenalin hatte meinen Hunger so untergraben, dass er sich jetzt noch deutlicher zu Wort meldete.

»Lass uns in meinem Zimmer essen. Ich hasse diese Küche.«

Kein Wunder. Sie war klein und der Zigarettengeruch war nicht einmal mit dem herben Parfüm, der überall in der Luft lag, zu übertönen.

»Patrick ist der Einzige in diesem Haus, der raucht. Meine Mutter rauchte mal, hat es sich aber abgewöhnt.«

Er schloss seine Zimmertür hinter sich, die sich am Anfang des Flures neben der Eingangstür befand.

Der Raum war überraschend groß und nicht ansatzweise so, wie ich ihn mir in meinen Vorstellungen ausgemalt hatte.

Die Wände waren grau gestrichen, das Bett war kleiner als erwartet und stand von der Zimmertür aus rechts direkt seitlich an der Wand neben dem Fenster. Der große, dunkelbraune, hölzerne Kleiderschrank befand sich neben einem kleinen Schreibtisch, auf dem ein Computer platziert war.

Tatsächlich hatte ich auf Bilder halbnackter Frauen oder irgendwelchen Autos oder sogar einer Kombination aus beidem gewettet, doch die einzigen Fotos, welche die Wände schmückten, waren eine schwarz-weiße Stadtkarte von Bamberg, ein mit medizinischen Fachbegriffen beschriftetes Skelett und ein Bild mit dem Helm des berühmten Iron Mans oder auch Tony Stark.

»Du interessierst dich für Medizin?«, fragte ich, bevor ich von meinem Toast abbiss und wir uns beide nebeneinander auf sein kleines Bett setzten. Neben dem

Schreibtischstuhl bot es sich als einzige Sitzgelegenheit an.

»Ja, ich möchte mal Arzt werden.«

Interessant.

»Was für ein Arzt?«, hakte ich nach.

»Gerichtsmediziner. Ich finde es total spannend.«

Einer der Berufe, den ich auch mal in Betracht gezogen hatte. Schnell aber hatte ich diesen wieder verworfen, als ich merkte, dass ich für diese Aufgabe sowohl mental als auch physisch nicht geeignet war.

Vor wenigen Jahren brach sich Sebastian beim Fußballspielen das Bein und ich sah diesen Unfall aus erster Nähe. Beim kleinsten Gedanken daran durchlief mich das unbehagliche Kribbeln, das ich einst verspürt hatte.

Jedoch war das im 90-Grad-Winkel abstehende Bein, aus welchem leicht der Oberschenkelknochen ragte, ein Kinderspiel zu dem gewesen, was meine Augen heute sehen mussten.

Toivo brachte die leeren Teller zurück in die Küche, was dafür sprach, dass er Unordnung genauso hasste wie ich. Für mich war es eine Qual, Dinge nicht an Ort und Stelle vorzufinden.

Nun hockten wir schweigend nebeneinander auf seinem Bett.

»Vorhin hattest du gesagt, du wolltest mir noch etwas erklären«, machte er den ersten Schritt.

Das Herz rutschte mir in die Hose, denn nun war ich einer Situation ausgesetzt, in der ich wusste, was richtig war, aber sie trotzdem am liebsten umgangen hätte. Meine Vernunft versuchte sich ans Tageslicht zu kämpfen, um mir metaphorisch eine Ohrfeige zu verpassen, wenn ich mich nicht endlich jemandem anvertrauen und mit der Sprache herausrücken würde. Und wer bot sich da besser an, als die Person, die man erst seit wenigen Tagen kannte, mit der man die Entdeckung einer Leiche gemacht und vor der man schon bewusstlos geworden war und sich aus tiefstem Herzen erbrochen hatte?

»Ja, richtig ...«, setzte ich unsicher an und massierte meine Schläfen. Mein Hals wurde trocken, weshalb ich mehrmals schwer schluckte.

»Es mag alles verrückt klingen. Ich meine, es IST alles verrückt, oder vielleicht bin auch ich einfach nur verrückt. Aber ich habe mir die Leiche angeschaut, um nach Hinweisen zu suchen«, strudelte es ungebremst aus mir heraus.

»Was für Hinweise?« Toivo wechselte aufmerksam seine Position. Sein Oberkörper, gekleidet in einen schwarzen Kapuzenpullover, wandte sich mir zu und das rechte Bein zog er so an, dass er nun seitlich von mir auf dem Bett im Schneidersitz saß. Nur, dass sein linkes Bein immer noch den Boden berührte.

»Ich weiß es doch auch nicht.« Verzweifelt warf ich meine Hände in die Luft, und mit ihrem Fall auf meine Oberschenkel, sackte mein Körper kraftlos ineinander zusammen.

»Weißt du, ich denke, ich muss etwas weiter ausholen«, fuhr ich fort und starrte gedankenverloren zu meinen Socken. »Vor einiger Zeit fing ich an von so seltsamen, total gruseligen Träumen heimgesucht zu werden. Ich träumte von Dingen, die der Realität so nah kamen und sich auch so anfühlten, dass ich nicht mal weiß, ob das hier jetzt gerade echt ist. Ich meine, woher kann ich schon Wahrheit von Täuschung unterscheiden, wenn ich sogar die Echtheit dieser Albträume in Betracht ziehe? Vielleicht springe ich gerade nur von Albtraum zu Albtraum und wache irgendwann wieder in unserer Wohnung in Hannover auf.« Ich zuckte mit den Achseln, ließ Toivo aber nicht zu Wort kommen.

»Doch wenn es sich gerade um die Realität handeln sollte, wenn das hier echt ist, dann werde ich das Gefühl nicht los, dass mir diese Träume oder Visionen etwas mitteilen wollen. Das klingt albern, aber ich glaube, dass sie in Verbindung mit den Morden stehen und dass mir etwas Schreckliches bevorsteht.« Ich bemühte mich gar nicht erst, die Welle an Emotionen, die mich überspülte, zu verdrängen, und fing an zu weinen. Ich weinte so bitterlich, dass ich mich an meinem Schluchzen verschluckte und die Hände vors Gesicht schlug. Normalerweise wäre mir diese Situation peinlich gewesen, doch jetzt in diesem Moment siegte das zum Vorschein kommende Gefühl der Erleichterung. Einer von ganz vielen winzigen Steinchen fiel mir vom Herzen.

Toivo, der räuspernd zu mir blickte, zögerte, legte dann aber unsicher einen Arm um mich.

Keinesfalls hätte ich gedacht, dass sich eine Berührung in so einem Moment so richtig anfühlen konnte, wie diese es tat. Ich ließ mich, ohne einen weiteren Gedanken daran zu verschwenden, in seine Umarmung fallen und presste meinen Kopf gegen seine Brust.

Sein anderer Arm umschloss mich nun auch von der anderen Seite und zog mich endgültig zu ihm heran.

Mein überwältigender Gefühlsausbruch legte sich langsam wieder und meine Atmung, die noch sekündlich von heftigem Schluchzen und nach Luft schnappen unterbrochen wurde, normalisierte sich, bis ich einfach nur noch da saß, umschlungen von seinen Armen und seinem Herzschlag lauschte. Dieser hämmerte im gleichmäßigen Takt gegen seine Brust.

»Gott, tut mir leid, dass ich dich jetzt so überrumpelt habe.« Ich löste mich, mittlerweile doch peinlich berührt, aus seiner Umarmung und wischte mir mit meinem Pulloverärmel die Tränen aus dem Gesicht. Meine Wangen erröteten und der gerade noch so uninteressante Boden erweckte plötzlich meine volle Aufmerksamkeit.

»Alles gut, du brauchst dich nicht zu entschuldigen«, beschwichtigte er.

Ich konnte förmlich seinen Blick spüren, der an mir heftete.

»Der Kopf stand mir einfach sonst wo und ich musste mir das einmal von der Seele reden«, murmelte ich und fühlte mich so, als würde ich ihm Rechenschaft schuldig sein.

»Ich habe nur eine Frage. Also, nur mal angenommen, diese Träume würden dich vor etwas warnen wollen, wovor bitte wäre das? Ich meine, ich möchte hier nichts anzweifeln oder dich als Irre darstellen, aber vielleicht handelt es sich wirklich nur um seltsame Zufälle? Also die Träume, die zeitgleich zu den Morden stattfinden.«

Seine Stimmlage versuchte so einfühlsam wie möglich zu klingen, doch die Skepsis darin war nicht zu verkennen.

Es hätte von Anfang an klar sein müssen.

Er glaubte mir kein Wort.

Ich war nur eine Verrückte, deren Unterbewusstsein versuchte, die Lage, in der ich derzeitig steckte, auf diese Weise zu verarbeiten. Das mochte fraglos eine seltsame

Art der Bewältigung sein, allerdings auch die einzig logische Erklärung.

»Ach, vergiss es. Sind vermutlich wirklich nur Hirngespinste.« Etwas enttäuscht winkte ich ab und wagte es, ihn durch meine verheulten Augen anzuschauen.

Sein Gesicht wies mitfühlende Züge auf und jetzt erst erkannte ich seine haselnussbraunen Augen, die nicht weit von meinen entfernt waren. Leichte, hellere Akzente zeichneten sich um die tiefschwarzen Pupillen. Die Iris wurde von einem Netz verschnörkelter Braunnuancen überzogen.

Er kehrte seinen Blick ab, wahrscheinlich um das leichte Augenzucken, bei dem ich mittlerweile von einem Tick ausging, zu verbergen.

Auch im Wald war es mir aufgefallen und ich fragte mich, woher dieser Tick rührte.

»Ich habe nicht gesagt, dass es Hirngespinste sind. Außerdem hast du meine Frage noch nicht beantwortet. Vor was sollte es dich warnen?«, ritt er weiter auf dem Thema herum und ich wusste nicht, ob es ihm dabei ernst war oder ob er sogar einfach die Absicht verfolgte, sich über mich lustig zu machen.

»Siehst du denn nicht die Ähnlichkeit der Opfer? Das ist doch eindeutig ein Motiv oder sollte ich mir zusätzlich noch Sorgen um mein Sehvermögen und dessen Fähigkeit, Gesichter wiederzuerkennen, machen?«, zischte ich ihn an. Meine Laune war binnen Sekunden in den Keller gesunken.

»Nein, da ist etwas dran. Du glaubst, du könntest zu einem seiner zukünftigen Opfer werden?«, fiel er nun endlich mit der Tür ins Haus.

Ich nickte.
Er biss sich nachdenklich auf die Unterlippe.
»Erzähl mir von deinen Träumen, Emma.«

6

Ich saß auf einem Stuhl, inmitten eines kleinen Raumes. Panisch ließ ich meinen Blick zu meinen Handgelenken hinuntergleiten, die beide an die Armlehnen gebunden waren. Meine Haare hingen mir ins Gesicht und ich hatte keine Möglichkeit, sie zur Seite oder nach hinten zu streichen oder zu pusten. Mein Mund war zugeklebt, verbot mir zu schreien. Der Stuhl bewegte sich kein Stück bei dem Versuch, mich nach vorn oder hinten zu werfen.

Moment.

Ich scheiterte dabei, mich nach hinten zu werfen, weil es jemand verhinderte. Hinter mir stand eine Person, die die Rückenlehne festhielt. Die umgreifenden Finger waren spürbar an meinem Rücken. Ich wollte kreischen und mich zur Wehr setzen, aber ich war der Situation völlig hilflos ausgesetzt.

Auch meine Fußgelenke waren an den Stuhlbeinen gefesselt. Ich sah an mir hinunter und riss weit die Augen auf, als ich die Klamotten erkannte, die ich trug.

Weißes, viel zu großes T-Shirt und eine Hose, in die ich zweimal hineingepasst hätte.

Ich versuchte meine Lippen aufzureißen, um zu schreien, um mein Entsetzen einfach herauszubrüllen, aber vergebens. Das Rütteln meiner Arme und Beine war nutzlos. Tränen liefen mir ununterbrochen über die Wangen und ... bildeten eine Pfütze auf dem Boden? Ich sah um mich, soweit es mir möglich war, und erneut an mir herunter und musste erschrocken feststellen, dass mein Stuhl in der Lache einer nicht ausmachbaren Flüssigkeit stand.

Auch meine Klamotten waren klitschnass, sowie meine Haare, die mir nicht nur im Gesicht hingen, sondern auch klebten.

Allerdings konnte ich gar nichts riechen. Weder das Parfum, noch Urin, Schweiß oder die unbekannte Substanz, die man über mich gekippt hatte.

Mein Geruchssinn war wie gelähmt.

Hilflos schluchzte ich unter dem Klebeband und musste mich zeitgleich auf das Atmen konzentrieren.

Es war so heiß, dass ich mir am liebsten alle Kleider vom Leib gerissen hätte.

Ich schloss winselnd die Augen und spürte ein Brennen an den Innenseiten meiner Unterarme. Doch nachsehen konnte ich nicht. Meine Arme waren so fest an den Stuhl gebunden, dass ich sie überhaupt nicht bewegen konnte.

Bitte lass es gleich vorbei sein. Ich möchte das nicht mehr. Ich will einfach nur sterben.

Mein Oberkörper bebte vor Angst und noch nie in meinem Leben hatte ich so am ganzen Körper gezittert.

»Gott wird dich dafür bestrafen«, flüsterte mir eine Stimme ins linke Ohr. Die Person war mir so nah, dass ihre Lippen mein Ohrläppchen streiften. Ich kniff meine Augen noch fester zusammen.

Ich konnte nicht in das Gesicht schauen, aber ich konnte das fette Grinsen, das dieser Jemand auf den Lippen trug, förmlich riechen.

Töte mich einfach, verdammt!

Bitte.

Als hätte man meinen Wunsch erhört, packte man mich an den nassen, triefenden Haaren, riss meinen Kopf nach hinten und schlitzte mir die Kehle auf.

Nach Luft ringend schreckte ich nach oben und riss meine Augen auf. Ich sah mich hektisch um und stellte erleichtert fest, dass ich in meinem Bett aufgewacht war und die umgebende Nässe mein eigener Schweiß war.

Erleichtert ließ ich die Luft, die ich immer noch in meinen Lungen hielt, wieder entweichen und wischte mir mit dem Handrücken meine klebrige Stirn trocken. Die Visionen wurden immer echter. Je mehr ich darüber nachdachte, desto mehr verwirrte mich die Tatsache, dass sich der Fokus änderte. Der Geruchssinn spielte dieses Mal keine Rolle, oder sollte es bewusst nicht von Bedeutung sein? War die Verwendung des Wortes *bewusst* überhaupt angebracht, wenn es darum ging, dass es sich um das Unterbewusstsein handelte?

Das Unterbewusstsein, welches einem gerade den eigenen Tod hatte durchleben lassen. Zitternd fuhr ich mit einer Hand zu meiner Kehle, an der ich die kalte Messerklinge noch immer spüren konnte.

Es wurde immer besorgniserregender. Dieses Mal hatte ich von meiner Hinrichtung geträumt, was würde nur nächstes Mal passieren?

Werde ich bei lebendigem Leibe verbrannt?

Nicht, dass ich noch nie zuvor in einem Traum ins Gras beißen musste, aber bisher blieben mir die Schmerzen, die einem schrecklicherweise so real vorkamen und die Todesangst erspart.

Gott wird dich dafür bestrafen. Was mag dies nur bedeuten? Für was bestrafen? Was hatte ich nur so Verwerfliches getan, um nun dafür mit dem Tod bezahlen zu müssen?

»Ja, endlich!«, ertönte ein Freudenschrei von unten.

Es musste Mom gewesen sein, die gerade wieder irgendetwas im Fernsehen verfolgte. *Fernsehen*. Ich riss mir die Bettdecke vom Körper, sprang auf und stürmte die Treppe hinunter ins Wohnzimmer. Meine Vermutung bewahrheitete sich. Mom saß siegessicher mit einer geschlossenen Faust vor dem Fernseher und blickte zu mir herüber, als sie mich vor Anstrengung keuchen hörte. Der viel zu rasche Sprint hatte meinen Kreislauf überfordert. Mir wurde leicht schummrig, weshalb ich sicheren Halt am Türrahmen suchte.

»Guten Morgen, Spatz. Du kannst dir gar nicht vorstellen, was heute Morgen passiert ist!« Aufgeregt deutete sie mit dem Zeigefinger auf den Bildschirm, der ein Fünftel der Wand ausmachte. Man hätte vermuten können, es würde sich um eine große, im Lotto gewonnene Geldsumme drehen.

Ich folgte ihrem Blick, doch sah nur, wie gerade zum Wetter gewechselt wurde. Und das war garantiert nicht die große Neuigkeit, die für ihre Euphorie verantwortlich war. Hinter mir schleppte sich Seb schweren Schrittes zu uns und rieb sich müde die Augen.

»Was is'n hier los? Hab'n wir im Lotto gewonn'?«, nuschelte er schlaftrunken. Seine verschlafene Stimme wirkte noch tiefer als sonst.

Es war Sonntag und 10:00 Uhr morgens. Für ihn also praktisch noch Nacht. Doch der Jubel unserer Mutter hatte ihn aus der Nachtruhe gerissen und die Neugierde war vermutlich größer gewesen, als der Drang weiterzuschlafen.

Mom war nur schon wach, weil sie die Angewohnheit hatte, immer mit Dad aufzustehen. Der musste mittlerweile seit ungefähr einer Stunde aus dem Haus sein.

»Die haben jetzt mehrere Beweise! Der Psycho hat einen gewaltigen Fehler gemacht.« Ich behielt weiterhin recht damit, dass es um die Serienmorde ging. Ich wurde hellhörig und mein Oberkörper richtete sich auf.

»Welchen Fehler?«, wollte ich wissen.

»Das Opfer, das, was seit Donnerstagabend als vermisst galt, konnte entkommen«, übermittelte sie uns stolz.

Ein Opfer konnte entkommen? »Das heißt, sie ist noch am Leben? Wo ist sie jetzt?« Aufregung machte sich in mir breit.

»Im Krankenhaus. Die Journalisten sagen, ihr fehlte ein Finger. Ist das nicht grausam?«

Der erste Gedanke, der mir durch den Kopf schoss, war, das Mädchen besuchen zu müssen. Ich musste mit ihr reden. Vielleicht konnte sie mir helfen. Noch hatte ich keinen blassen Schimmer, wie. Aber ich musste mehr erfahren. Das sagte mir zumindest mein Instinkt, der in diesem Moment so geschärft war, dass es kaum auszuhalten war und ich, ohne weitere Worte zu verschwenden, in mein Zimmer hastete.

Der Blick auf mein Handy verriet, dass Toivo und ich denselben Gedanken hatten. Seine Nummer erschien auf meinem Display. Anruf in Abwesenheit.

Nachdem ich auf die Taste für den Rückruf gedrückt hatte, nahm er direkt ab.

»Hey. Hast du eben die Nachrichten gesehen?«, begrüßte er mich.

»Ja. Verdammt, Toivo, ich muss dahin!«

»Wohin?«, fragte er verwirrt. Von exakt demselben Einfall war scheinbar doch nicht die Rede.

»Ins Krankenhaus natürlich. Ich muss mit dem Opfer sprechen«, schilderte ich ihm mein Vorhaben und war parallel schon dabei, mich umzuziehen. Die Dusche konnte warten. Normalerweise wäre mir dieser Gedanke niemals in den Sinn gekommen, aber was war heute schon noch normal. Es gab gerade wichtigere Dinge, als den Drang, immer alles sauber zu halten.

»Emma, du bist dir bewusst, dass sie erst vor wenigen Stunden in das Krankenhaus eingeliefert wurde? Ich weiß nicht, ob sie da in Plauderstimmung ist. Außerdem weiß niemand, in welchem Krankenhaus sie ist. Es kann auch sein, dass sie bewusst weit weg gebracht wurde.«

»Hilfst du mir, es herauszufinden?« Ich spürte, wie Adrenalin durch meine Adern pumpte und wartete ungeduldig auf seine Antwort, mit der er offenbar zögerte.

»Na schön, ich habe sowieso nichts vor«, gab er sich seiner Unvernunft geschlagen.

»Ich bin in 30 Minuten bei dir.« Mit diesen Worten legte ich auf und schlüpfte in meinen dicken, grauen

Adidaspullover, den ich zu Weihnachten geschenkt bekommen hatte.

Ich suchte Sachen zusammen, die ich in meinem Rucksack verstaute und verschlang in der Küche eine Schale Müsli.

»Was schlingst du denn so? Bist du auf der Flucht?« Mom musterte mich und setzte ihr Teewasser auf. Seitdem ich am Mittwoch nach Hause zurückgekehrt war, hatte sich die Spannung zwischen uns etwas gelegt. Ich hatte mich beim Erklären des Vorfalls vom Mittag kurzgehalten und war dankbar darüber gewesen, dass weder sie noch Dad großartig mit Fragen nachhakten. Sie hatten akzeptiert, dass ich nicht weiter darüber sprechen wollte. Damit war die Sache erledigt gewesen und bis heute nicht noch einmal aufgekommen.

»Ich treffe mich gleich mit Toivo. Wir wollen weiter an unserem Projekt arbeiten«, log ich wie gedruckt und schlürfte den Rest Haferdrink aus meiner Schüssel.

»Schön, dass du mal raus und auf andere Gedanken kommst. Dieser Toivo scheint ein netter Kerl zu sein. Aber vergiss nicht, dass dieser Wahnsinnige immer noch auf freiem Fuß ist. Das wird sich ja jetzt hoffentlich bald ändern. Aber wer weiß, wie der Typ mit der Situation umgeht, dass ihm sein Opfer entkommen ist. Nicht, dass er jetzt komplett Amok läuft.« Sie hatte recht. Niemand wusste, welche Auswirkung das Ereignis mit sich ziehen würde. Üblicherweise sorgte so ein Vorfall für ein Gefühl des Kontrollverlustes und mit so einem gingen Menschen auf die verschiedensten Arten um. Es gab hier jedoch nur zwei realistische Möglichkeiten. Das Entkommen seines Opfers hatte ihn wütend gemacht, denn er hatte die Macht über die Person verloren. Eine Seifenblase platzte so für den Täter. So eine Veränderung konnte jemanden sehr aus der Bahn werfen. Resultieren würde daraus, dass er nun noch einmal Vollgas gab, um seine Bedürfnisse, mit der Zeit im Nacken, soweit es ging, ein letztes Mal zu befriedigen.

Oder aber der Kerl wurde zurück auf den Boden der Tatsachen geholt und unterdrückte den Drang, unschuldige Mädchen zu foltern und hinzurichten und ging jeden Preis ein, um nicht gefasst zu werden. Dazu könnte jedoch auch eine Veränderung des Motivs zählen. Aber tat man dies eigentlich? War der Drang zur Befriedigung nicht so stark und der Wunsch zur Erfüllung dieses ganz bestimmten Motivs so Feuer entfachend, dass dies ja größtenteils auch den Grund des Tötens darstellte?

Aber Moment mal, mir wurde bewusst, dass ich rein gar nichts wusste und mir so jegliche Überlegungen darüber, was alles passieren könnte, sparen konnte. Ich war mir nicht seines Motivs bewusst, noch wusste ich auch nur das Geringste darüber, was nun geschehen würde. Es war nicht wie beim Domino, wo die Steine in eine vorgegebene Richtung kippten, alles vorhersehbar und vor allem überschaubar. Nein, hier konnten die Steine in alle erdenklichen Richtungen fallen.

Unzufrieden gab ich mich der Erkenntnis meiner Ungewissheit geschlagen.

»Ich weiß nicht genau, wann ich zurück bin, aber ich werde mich melden«, verabschiedete ich mich, stellte mein Geschirr in den Geschirrspüler und ging ins Badezimmer, um mir die Zähne zu putzen. Menschen, die vor ihren Mahlzeiten die Zähne putzten, konnte ich noch nie Verständnis entgegenbringen. Das war so, als würde man sich abtrocknen, bevor man unter die Dusche ging. Absolut sinnlos.

Ich betrachtete mich im Spiegel und es bedurfte zweier Blicke, bis ich mich wiedererkannte. Die dunklen, leicht lila verfärbten Ringe unter meinen Augen waren stärker als je zuvor und Risse zeichneten meine Lippen. Die Haare noch total zerzaust und wie elektrisiert zu Berge stehend, bändigte ich sie mit meiner Bürste und dann abschließend in einem Dutt.

Was die Haare schon hermachen konnten. Der Rest war nicht zu retten und die letzte Hilfe, die ich in Betracht ziehen würde, wäre der Griff zum Make-up.

Mich mit einem Seufzer meinem Erscheinungsbild ergebend, rüstete ich mich mit meiner dicksten Winterbekleidung aus und verließ das Haus. Über Nacht hatte es zu schneien begonnen und ein starker Wind war aufgezogen.

Es schneite immer noch leicht. Durch den Wind kam es einem aber stärker vor. Der bereits gefallene Schnee wurde aufgewirbelt und in alle Richtungen gepustet. Ich erkannte nicht, aus welcher Himmelsrichtung die gewaltige Brise kam.

Die kalten Flocken hinterließen nasse Tropfen auf meinen Wangen und Wimpern, sodass ich mir die Augen reiben musste, um diese nicht schließen zu müssen. Ich hatte den Wind unterschätzt, der durch die schmale Straße pfiff und die ganze Nachbarschaft in eine tobende Winterlandschaft verwandelte. Wäre dies nicht ein Notfall, dann hätte ich es gemieden, auch nur einen Fuß vor die Haustür zu setzen.

Der Wind peitschte mir mittlerweile zornig ins Gesicht und zwang mich, meine Augen zuzukneifen. Man konnte von Glück sprechen, dass der Weg zum Ziel nicht weit war. Ich bog nun schon in die letzte Straße, die mich zum kleinen, beinahe schäbig aussehenden Haus von Toivo leitete.

Dieses Mal parkte ein kleiner Fiat unter dem Carport und auch ein großer Lieferwagen, dessen Aufschrift zu entziffern mir nicht möglich war, stand am Straßenrand gegenüber dem Haus. *Vermutlich ein Arbeitsauto.*

Ich legte gerade meine nicht mehr spürbaren Finger um den großen, messingverzierten schwarzen Türklopfer, als sich die Tür von ganz allein öffnete.

Verwundert wich ich einen Schritt zurück. Toivo schlüpfte durch den nur schmal geöffneten Spalt und schloss die Tür geräuschlos. Er schob mich von dem Eingang weg und schulterte seinen Rucksack, den er gerade noch in einer Hand gehalten hatte.

»Es ist besser, du kommst nicht erst rein«, beantwortete er meinen fragenden Blick und rollte genervt mit den Augen. »Du solltest die beiden nicht so kennenlernen.«

Auch wenn der Wind die größte Geräuschkulisse ausmachte, konnte ich vernehmen, wie jemand fluchte und etwas laut klirrend zu Boden fiel.

Ich nickte nur verständnisvoll und erahnte, dass die Stimmung, die hinter diesen vier Wänden herrschte, nicht die Beste war. Aus Anstand, nicht aufgrund fehlenden Interesses, fragte ich nicht weiter.

»Wann geht der nächste Bus und wie kommen wir in das nächstgelegene Krankenhaus?«, kam ich schnurstracks zur Sache.

»Die nächste Bushaltestelle ist nur eine Straße weiter, die Linie hält auch vor dem Krankenhaus. Aber Emma …«

Meine Sicht war aufgrund der Schneeverwehungen nicht besonders gut. Trotzdem konnte ich erkennen, wie der Blick von Toivo mich unsicher musterte. Allein der an den Tag gelegte Tonfall gab mir das klar zu verstehen.

»Du glaubst doch nicht allen Ernstes, dass, *falls* du die Möglichkeit hast, mit dem Mädchen zu sprechen, sie mit dir sprechen wird. Warum sollte sie ihr Herz einem wildfremden Mädchen ausschütten, wenn sie dies auch noch in Anwesenheit der Polizei und gaffenden Journalisten tun muss?«

»Aus Empathie«, entgegnete ich spitz.

»Ich möchte dir die Hoffnung ja wirklich nicht nehmen, verstehe mich nicht falsch. Aber die Bullen werden sie wie eine Orange auspressen. Und die Journalisten machen auch keinen Halt davor, keine Bemühung unversucht zu lassen, um ihr jedes einzelne Detail aus der Nase zu ziehen.«

Er hatte recht, doch ich keine andere Wahl. Jede Faser in mir schrie danach, auf der Stelle mit ihr zu sprechen.

»Hilfst du mir jetzt, oder nicht?«

Er beantwortete meine Frage, indem er sich in Bewegung setzte. Ich könnte schwören, ein Stöhnen gehört zu haben, war mir aber nicht ganz sicher.

»Also, ist es leicht, hier in fremde Krankenzimmer zu gelangen?« Ich kam mir vor wie eine Kriminelle, die sich auf den Weg eines unüberlegten Racheakts machte.

»Was?«, rief Toivo in den Wind hinein, der gerade dabei war, sich zu einem Sturm zu entwickeln.

Ich legte an Tempo zu, um mit seinen großen Schritten mithalten zu können, und kam etwas näher. »Ich habe gefragt, wie die Sicherheit im Krankenhaus ist. Können wir einfach so in das Zimmer einer Fremden hineinplatzen?«

Toivo sah zu mir hinunter und musste ungläubig lachen, als würde er gerade realisieren, mit einer Irren zu sprechen. Das tat er vermutlich auch.

»Wenn wir zum richtigen Zeitpunkt da sind, dann ja. Aber die Chancen werden schlecht stehen. Die Eltern werden sicher ab jetzt nicht mehr von ihrer Seite weichen.« Daran hatte ich noch gar nicht gedacht. Mir war nicht in den Sinn gekommen, dass sie höchstwahrscheinlich rund um die Uhr bewacht wurde. Und wenn nicht von ihren Eltern, dann von der Polizei. Immerhin war ihr Entführer noch auf freiem Fuß.

Aus dem Nichts sprintete Toivo los und rief mir hinterher, ihm zu folgen. Ich kam seinem Befehl artig nach und konnte nur schwer mit ihm mithalten. Der anhaltende Bus, den ich nun auch erkannte, war noch einige Meter von uns entfernt.

Schwer atmend erreichte ich Toivo, dessen Hand noch rechtzeitig zwischen die sich schließenden Türflügel schnellte. Sie öffneten sich automatisch wieder, wie man es von Fahrstuhltüren kannte. Der Busfahrer bat uns mit einer einladenden Geste, schnell einzusteigen.

Wir fielen erschöpft und nach Luft ringend auf zwei Sitze.

»Sport ist Mord«, schnaubte Toivo und legte schlapp den Kopf in den Nacken.

Unsere Gesichter waren nass vom Schnee und meine Lippen brannten, als hätte man Salz auf eine offene Wunde gestreut.

»Also, noch einmal zum Mitschreiben«, holte er tief einatmend aus. »Dein Plan ist es, in das Krankenhaus zu spazieren, das Zimmer des Mädchens ausfindig zu machen, um es dann auszufragen?«

Er führte mir erneut vor Augen, wie bescheuert diese Idee klang.

Ich stimmte ihm zu.

»Um was zu erfahren?« Verständnislos fuchtelte er mit seinen Händen durch die Gegend.

Gute Frage. Wenn ich bei Günther Jauch sitzen würde, hätte ich mir nun einen Joker zu Hilfe holen müssen.

Ratlos zuckte ich mit den Schultern.

Toivo schloss die Augen. »Gut, dann mal angenommen, du, ich meine wir, schaffen es tatsächlich in das Zimmer. Was willst du sagen? Erzähl mir jetzt nicht, du hast keine Ahnung. Dann hätten wir uns das auch sparen können. Wenn du mich fragst, weiß ich gar nicht, warum ich hier gerade in diesem Bus auf direktem Weg zu diesem Krankenhaus sitze«, sprach er sich in Rage. Es wunderte mich nicht, deshalb zog ich weder eine beleidigte, noch erschrockene Miene über seinen Tonfall. Ich hatte ihn in etwas hineingezogen, was selbst für mich absurd erschien.

Kann ich nicht einfach wieder aufwachen?

Wenn sich dies wirklich um einen Traum handelte, dann war der so beschissen, dass ich ein Buch darüber schreiben würde, falls ich jemals daraus erwachen sollte.

»Danke.« Das war alles, was ich zu antworten wusste.

Aber die Ernsthaftigkeit, die hinter diesem Wort steckte, machte es nicht nur einfach zu einem zweisilbigen Wort.

Es war das wohl aufrichtigste Danke, welches ich bisher in meinem gesamten Leben über die Lippen gebracht hatte.

Irritiert drehte er sich zu mir. »Wofür?«

Jegliche Wut verschwand aus seiner Mimik.

»Dass du jetzt hier bei mir sitzt. Ich weiß selber, wie dumm das alles klingt und definitiv auch ist. Ich bin dankbar, dass ich nicht allein bin.« Manchmal benötigt es nicht viel, um sich besser zu fühlen.

»Ähm, gern.« Sichtlich überrumpelt von meiner Sentimentalität rutschte er nervös auf seinem Sitz nach vorn.

»Ich habe mir natürlich einige Dinge durch den Kopf gehen lassen, bevor ich total planlos in der Klinik auftauche. Ich hasse es, unvorbereitet zu sein. Aber ich weiß eben auch nicht, wie sich die ganze Situation überhaupt entwickeln wird. Ich werde einfach ehrlich zu ihr sein müssen. Und wenn es nur eine Sache ist, die ich erfahren kann, die sonst niemand erfahren wird. Das nennt man eine zwischenmenschliche Bindung, falls dir das was sagt.« Den letzten Spruch konnte ich mir nicht verkneifen.

Er verzog sein Gesicht, so wie man es tat, wenn einem gerade ein unlustiger Witz zu Ohren gekommen war.

Ein Blick nach draußen, an Toivo vorbei, verriet mir, dass der Weltuntergang nahte. *Von mir aus.*

Der Sturm ließ die stabil aussehenden Bäume zittern und die Sicht reichte nur wenige Meter weit.

Auch am Bus ging das Unwetter nicht spurlos vorbei. Der Wind peitschte gegen die Fenster und der Busfahrer musste merklich konzentriert gegenlenken.

Dicke Wolken bedeckten den Himmel gänzlich. Und von der Sonne, die irgendwo hinter dieser Wolkenschicht schlummerte, würden wir heute kein bisschen erblicken.

»Hey, wir sind da«, forderte Toivo mich auf, mich von meinem Sitz zu erheben. Ich war weder mental noch physisch bereit, mich in dieses Ungeheuer von Wetter zu stürzen. Die Vorstellung, ins Freie treten zu müssen, brachte meinen Körper zum Frösteln.

Tatsächlich wurden wir direkt vor dem Krankenhaus herausgelassen. Das riesige Gelände, welches etwas außerhalb der Stadt lag, war von einem Wald umgeben und machte auf mich von außen einen sehr modernen Eindruck. Es war hellgrau, die zahlreichen Fenster, umrahmt mit schwarzen Metallbalken, waren ebenfalls sehr groß und machten einen offenen, einladenden Anschein. Über dem Eingang hing ein, aufgrund der Größe, nicht übersehbares Schild *Sykehus*. Dieses umrandeten ebenfalls Fenster.

Vor dem Gebäude standen mehrere Streifenwagen und auch sonst war hier die Hölle los. Mehrere Einsatzwagen waren vorm Eingang positioniert und Krankenschwestern eilten herum. Das schien aber an einem Großeinsatz zu liegen und war nicht der Grund, wegen dem wir nun durch die riesige Drehtür eilten, um Schutz vor dem Wetter zu suchen.

Sofort schlug mir Wärme entgegen. *Typischer Krankenhausgeruch*, war mein erster Gedanke. Desinfektionsmittel und Cafeteriaessen.

Schon seit meiner Kindheit wuchs der abgrundtiefe Hass gegenüber dieser Geruchskombination in mir heran. Widersprüchlich, denn zu Hause durfte das Hygienemittel nie ausgehen.

Der Geruch nach Krankenhausessen bereitete mir auch dieses Mal Übelkeit. Damals, als Sebastian wegen seines gebrochenen Beins in die Notaufnahme gebracht wurde, musste ich mich in einen großen Blumenkübel übergeben, der zuvor als Dekoration des Anmeldebereiches diente.

Doch jetzt kämpfte ich gegen den Würgereiz an, denn ich hatte eine Mission. Die Menschen, unter anderem Ärzte und Schwestern, scherten sich einen Dreck um uns und liefen hektisch an uns vorbei. Was hatte ich auch erwartet? Wir wirkten wie ganz normale Besucher, die ihrer Großmutter einen Besuch abstatten wollten, bevor sie das Licht am anderen Ende des Tunnels erblicken würde.

Trotzdem konnte ich das Gefühl nicht abschütteln, etwas Verbotenes zu tun.

»Komm mal mit.« Toivo stiefelte mit seinen klobigen Winterschuhen los. Die nasse Schuhsohle brachte jeden seiner Schritte zum Quietschen. Er ging an der Anmeldung vorbei in einen langen Flur.

Ein langer, weißer, grell erleuchteter Flur.

Ich blieb abrupt stehen. Die Übelkeit überfiel mich erneut.

»Was ist?« Toivo drehte sich zu mir um, als er hörte, wie meine Schritte hinter ihm verstummten.

»Das ist er. Das hier ist der Flur aus meinem Traum.« Total fassungslos stolperte ich nach hinten und stützte mich auf meine Knie ab. Dem Bedürfnis, sich zu erbrechen, war kaum noch standzuhalten.

Abwehrend hob der Junge, der nun vor mir stand, die Arme. »Die Flure sehen in jedem Krankenhaus gleich aus, Emma.«

Ich nickte heftig, in der Hoffnung, die Übelkeit auf diese Weise abzuschütteln.

»Das kann auch ein Zufall sein. Was soll das denn schon bedeuten?«, fügte er hinzu, als von mir kein Ton kam. Nachdem Toivo mich am Freitag darum gebeten hatte, ihm von meinen Träumen zu erzählen, hatte ich dies bis ins kleinste Detail getan. Na gut, bis auf den fast jedes Mal eine Rolle spielenden Geruch, der seinem Parfüm zum Verwechseln ähnelte. Diesen Fakt hatte ich bewusst verschwiegen. Bei dieser Detailvertuschung ging es größtenteils darum, dass ich verhindern wollte, ihm ein Gefühl der Anschuldigung oder des Misstrauens zu vermitteln. Ich spielte also nicht mit ganz offenen Karten, aber auch nur, weil ich bei dieser Sache völlig von einem seltsamen Zufall überzeugt war.

Aber es konnten eben nicht alles seltsame Zufälle gewesen sein. Daran glaubte ich einfach nicht mehr.

»Schnell!« Toivo winkte mich zu sich und schlich den Flur entlang, bis dieser uns zwang, rechts oder links abzubiegen. Ich folgte ihm benommen, immer noch mit mir ringend, und nahm nun auch die aufgebrachten Stimmen wahr. Sie waren nur noch wenige Schritte von uns entfernt und stammten aus dem Gang, der nach rechts führte. Natürlich verstand ich kein Wort. *Oh mein Gott, ich verstand kein Wort.* Über meine eigene Dummheit ärgernd, schlug ich mir gegen die Stirn. In der ganzen Aufregung war das Wichtigste von mir außer Acht gelassen worden. Die Sprache.

Wie zum Teufel sollte ich das Vertrauen eines wildfremden, gerade aus den Fängen eines Serienmörders entflohenen Mädchens aufbauen, geschweige denn überhaupt verbal mit ihr kommunizieren, wenn ich die beknackte Sprache gar nicht beherrschte?

Ein weiteres Mal musste ich mein ganzes Vertrauen und alle Hoffnung in Toivo setzen, durch dessen Übersetzungsfähigkeiten sich auch diesmal eine unangenehme Situation umgehen ließ.

Man konnte beinahe schon von einem Segen sprechen, dass ich ihn zur richtigen Zeit kennengelernt hatte.

Richtig war eventuell ein unpassender Ausdruck. Hier in meinem Leben lief gerade nichts richtig. Vielleicht war dies auch einer dieser seltsamen Zufälle? Aber vielleicht auch nicht? Ich schob den Gedanken darüber, die Möglichkeit in Betracht zu ziehen, Toivo wäre in Wirklichkeit gar nicht so vertrauenswürdig, wie er schien, zur Seite. Immerhin könnte er mir später bei der Übersetzung auch etwas vorlügen. Das spielte jetzt jedoch keine Rolle.

Tief im Inneren aber wollte ich festhalten, dass es sich einfach um Glück handelte und er solche über ihn verschwendeten Gedanken nicht ansatzweise verdient hatte. Ich musste eben all mein Glück auf eine Person setzen.

Die Stimmen wurden leiser, waren aber nicht weniger aufgebracht.

Unsicher darüber, ob ich über meine Schusseligkeit lachen oder weinen sollte, lauschte ich dem Gespräch trotzdem weiter, bis die Stimmen in der uns umgebenden Geräuschkulisse untergingen.

»Was haben sie gesagt?«

»Sie ist in diesem Zimmer da vorn.« Er schaute um die Ecke, vor der er Halt gemacht hatte, bevor er zum heimlichen Zuhörer des Gesprächs geworden war.

Das ging schneller als vermutet.

Vorsichtig um die Ecke biegend, sah ich, wie ein händchenhaltendes Pärchen, gefolgt von einem breit gebauten Polizisten, am Ende des Flures in einem weiteren Gang verschwand.

Das war unsere Chance.

Ich zupfte Toivo am Ärmel, bevor er den Türknauf des Krankenzimmers mit der Nummer 16 umdrehen konnte.

»Toivo, du musst für mich übersetzen.«

Er presste die Lippen aufeinander. »Ich habe dir gesagt, dass das alles nicht so leicht sein wird, wie du annimmst.«

Ich machte eine hektische Handbewegung, während ich mich zu beiden Seiten umschaute. Die Luft war immer noch rein.

Unser Zeitfenster war sicher sehr klein, also mussten wir schnell handeln.

Meinen eindringlichen, beinahe schon panischen Aufforderungen nachgehend, öffnete er behutsam die Tür. Mein Herz schlug mir bis zum Hals und der Kloß, der sich bildete, zwang mich mehrmals hörbar zu schlucken.

Eine so große Aufgeregtheit erfüllte mich, dass mein Mund trocken war.

»Hey«, begrüßte Toivo das im Bett liegende, an die Decke starrende blonde, von Kratzern im Gesicht übersäte Mädchen. Ihre Schönheit litt eindeutig nicht darunter. Die vollen Lippen und großen, müden Augen ähnelten denen eines Models, und die reine, weiche Haut war auch trotz der Kratzer zu erkennen. Zahlreiche Schläuche drangen in ihre mit Verbänden umwickelnden Arme.

Genauer gesagt, die Unterarme.

Dort, wo ich den Schmerz gespürt hatte.

Reflexartig glitt meine Hand zu der Stelle, an der sich ihre Bandagen befanden.

Sie muss auch eine Nummer tragen.

Mein Blick wanderte zu ihrer rechten Hand, die mehrfach verbunden war.

Der fehlende Finger.

Hoffentlich war sie Linkshänderin.

Sie wirkte so schwach und mitgenommen, dass sie sich nicht die Mühe machte, sich über ihre Haltung oder Gestik auszudrücken. Alles spielte sich in ihrem Gesicht ab, welches panisch die Augen weitete und abwechselnd von mir zu Toivo schweifte.

»Los, sag ihr, wir sind keine Journalisten oder so«, drängte ich ihn. »Und erzähl ihr bitte kurz von mir und was mir passiert ist.«

Beim Wahrnehmen meiner Stimme verflüchtigte sich die Panik. Stattdessen setzte pure Verwirrung ein.

Verunsichert fragte das Mädchen irgendetwas. So gern hätte ich direkt mit ihr gesprochen. Ihre brüchige, helle Stimme verließ nur leise ihren Mund. An ihrer Stelle hätte ich fraglos bereits den Notschalter gedrückt oder geschrien. Zumindest nach all dem Schrecken, der ihr zugestoßen sein musste.

Nun hatte ich keine andere Wahl mehr, als Toivo blind all mein Vertrauen entgegenzubringen.

7

TOIVO

Wo war er da nur hineingeraten. Er hatte zwar keine Ahnung, ob er gerade in irgendeiner Weise eine Straftat beging, aber außer Frage stand, dass es sich nicht richtig anfühlte. Um Haaresbreite wäre er vorhin beinahe wieder umgekehrt.

Er wusste nicht, was ihn davon abhielt. Immer noch könnte er dem verkümmerten Mädchen vor ihm einfach den Rücken zukehren, an Emma vorbeigehen und sich vom Acker machen. Irgendetwas aber hielt ihn zurück.

»Ich möchte dich nicht überrumpeln und mir, uns, tut unendlich leid, was passiert ist. Aber das Mädchen hier, hinter mir, das braucht deine Hilfe. Zumindest so etwas in der Art.« Er deutete auf Emma, die sich grübelnd im Zimmer umsah. Er gab ihr wortlos zu verstehen, sich an die Tür zu stellen, um besser eventuellen anbahnenden Ärger in Form fremder Personen mitzubekommen.

Keine Antwort. Das Mädchen blieb stumm und starrte ihn einfach nur an, vermutlich vor Verwirrung und Überrumpelung.

»Hör zu, es mag seltsam klingen, aber kannst du uns sagen, wo du warst? Ist dir etwas Besonderes aufgefallen?« Ihm war bewusst, dass er in der kurzen Zeit, die ihnen blieb, die richtigen Fragen stellen musste. Diese kurze Spanne sollte sinnvoll ausgenutzt werden.

»Sie hier, Emma, glaubt, dass sie ein zukünftiges Opfer des Mistkerls sein könnte, von dem du entführt wurdest. Sie hat Träume, und es wäre zu komplex, es dir jetzt zu erklären. Emma ist komplett verloren, deshalb stehen wir jetzt auch hier. Für sie ist das die einzige Möglichkeit, etwas Klarheit zu finden. Vielleicht kannst du uns ja etwas sagen, was du den Leuten von der Zeitung noch nicht erzählt hast? Etwas, was wir über die Nachrichten nicht zu Ohr bekommen werden?« Er hatte schon viel zu viel gesprochen und glaubte nicht mehr daran, eine Antwort zu erhalten. Toivo blickte nur in verunsicherte und kraftlose Augen.

Doch er ließ ihr Zeit und setzte sein verständnisvollstes, flehendes Gesicht auf, sodass er die Anstrengung in jedem seiner Gesichtsmuskeln spürte. Ein Freund der großen Emotionen war er noch nie gewesen. Zumindest nicht nach dem, was alles passiert war. Die Erinnerungen von davor verblassten mehr und mehr. Und er befürchtete, bald wären sie so verschwommen, dass es nicht mal mehr Bilder schafften, die Gedanken ans Licht zu holen.

Die Erinnerungen, die sich selber von Tag zu Tag tiefer in sein Unterbewusstsein gruben. Irgendwann waren sie nicht mehr freizuschaufeln.

»Falls ihr von den Nachrichten seid und ich dieses Gespräch in irgendeiner Form, sei es im Fernsehen oder irgendeiner Zeitung, zu Gesicht bekomme, dann zeige ich euch an«, drohte sie ihm plötzlich so überzeugt, dass er nicht mit einer so selbstbewussten, klaren Stimme gerechnet hätte.

»Ich kann euch nicht viel mehr sagen, als das, was ich schon an zahlreiche Beamte weitergegeben habe«, stellte sie klar. Etwas in der Bewegung ihrer Augen und ihres vollen Mundes aber signalisierte ihm, dass sie einen Entschluss gefasst hatte. Sie atmete flach aus und hustete. »Aber …«, zögerte sie dann doch.

Stille.

Sie suchte fieberhaft nach passenden Worten.

»Ich kann euch im Schnelldurchlauf schildern, woran ich mich erinnern kann.«

Toivo atmete erleichtert auf. Die Anspannung verließ seinen Körper. »Danke.«

»Ich erinnere mich nicht mehr, wie es passiert ist. Ich meine, wie ich entführt wurde. Die Wunde am Kopf aber sagt mir und auch den Ärzten, dass ich bewusstlos geschlagen wurde.« Sie stoppte und kniff die Augen zusammen. Sie kämpfte. Gegen ihre eigenen Gefühle, die sich mit zitternden Händen ankündigten.

»Es war alles dunkel um mich herum, als ich aufwachte. Ich konnte rein gar nichts sehen, nur …« Sie schluckte und ihre Stimme wurde brüchiger.

»Ich spürte nur Schmerz. Einfach nur Schmerz.« Um das Geschilderte zu untermalen, hob sie leicht ihre mit einem Verband umhüllte Hand hoch.

Der abgetrennte Finger, schoss es ihm durch den Kopf.

»Das Merkwürdigste an allem waren die Gespräche, die er führte.« Sie rieb sich, mit einer vor Qualen verzogenen Miene, mit der unverletzten Hand die Stirn.

»Welche Gespräche? Was sagte er?«, Toivo konnte seine Neugierde nicht verbergen.

»Ich kann mich nicht mehr wirklich erinnern. Aber im Gedächtnis geblieben ist mir, dass er sich mit jemandem unterhalten hatte. Am Telefon. Es musste am Telefon gewesen sein. Er laberte irgendeinen Müll über Gott und Rache.«

»Gott? Du meinst, er hat geflucht?«

Sie schüttelte heftig den Kopf, bereute es aber kurz darauf. Toivo ging stark davon aus, dass sie unter heftigen Kopfschmerzen litt.

»Nee. So richtig über Gott. Er warf mir vor, gegen etwas verstoßen zu haben, was ich nie in meinem Leben getan hatte.« Eine Träne rollte ihr über das hübsche Gesicht. »Ich hatte so verdammt Glück. Heute ist Sonntag. An Sonntagen nahm er sich frei, so wie es uns vorgeschrieben ist, hatte er mir erklärt.«

Sonntag war Ruhetag, zumindest laut der Bibel.

»Scheiße, Toivo!«, fluchte Emma laut, rannte zu ihm und zog an seiner Jacke. »Da kommt jemand!«

Ihr vor Panik verzerrtes Gesicht suchte das ganze Zimmer ab. »Was machen wir jetzt?«, drängelte sie und deutete auf den silbernen Türknauf, der in diesem Moment von außen gedreht wurde.

Jetzt war es vorbei. Am liebsten hätte er sich vollständig unter seinen Haaren verstecken wollen, so wie er es die meiste Zeit mit einem Teil seines Gesichts tat. Eine Flucht war ausgeschlossen.

Die Tür ging auf und eine Frau mittleren Alters trat in das Zimmer. Sie war groß, schätzungsweise beinahe 1,85 Meter, so wie er. Ihr schütteres, leicht grau schimmerndes Haar fiel über die schmalen Schultern und bestärkte ihre alt wirkenden Gesichtskonturen. Obwohl jeder ihrer Gesichtszüge Müdigkeit ausstrahlte, wirkte sie plötzlich hellwach, als sie zwei fremde Jugendliche in dem Krankenzimmer vorfand.

»Wer zur Hölle seid ihr? Und was macht ihr hier bei meiner Tochter?«, fauchte sie die beiden an und erinnerte Toivo an ein Tier, dessen Verteidigungsinstinkt soeben aktiviert wurde.

Emma und ihm hatte es die Sprache verschlagen. Aus dem Augenwinkel erkannte Toivo, wie Emma rot anlief und überfordert zu ihm hinauf blickte. Sie war um einiges kleiner als er.

»Ist gut. Es sind Freunde«, durchbrach die lügende Stimme hinter ihnen das angespannte Schweigen.

Emma hatte immer noch keine Ahnung, was den beiden geschah, und warf dem Mädchen, welches entwarnend eine Hand hob, einen Blick zu.

Befreit stieß Toivo die angehaltene Luft aus und setzte ein theatralisches Lächeln auf. Um Besseres brauchte er sich nicht bemühen.

Die Kampfbereitschaft im Gesicht der fremden Frau schwand und auch die Züge wurden sofort weicher.

»Freunde, die aber *gerade* wieder aufbrechen wollten«, betonte das Mädchen auffordernd.

»Ja, genau!« Toivo lachte nervös und stieß Emma leicht und unauffällig in die Seite, damit sie es ihm gleichtat. Sie erkannte sein Signal und lächelte nickend wie ein Klon.

»Eine Sache noch.« Das Mädchen bat ihn mit einer Geste, sich zu nähern. Ein sanfter Geruch von Vanille flog ihm entgegen.

»Die Person, mit der er telefoniert hat, war sein Vater.« Mit diesen geflüsterten Worten winkte sie den beiden zum Abschied zu und wandte sich müde von ihnen ab.

8

»Das war's? So hat sie ernsthaft das Gespräch beendet?« Entrüstet starrte Emma ihn an.

Er stimmte ihr stumm zu.

Nach dem aufreibenden Gespräch hatten sie den nächsten Bus nach Hause genommen, in welchem sie nun saßen. Draußen wütete noch immer der Schneesturm. Es schien, als erliege alles seiner Macht. Das ließ Toivos Gedanken zurück zum Winter 2008 schweifen, in dem er und sein Vater seine Mutter dazu gezwungen hatten, trotz des verschneiten Unwetters Rodeln zu gehen. Als sie verfroren wieder heimkamen, hatte sie allen eine heiße Schokolade mit Marshmallows gemacht, die sie vor dem Kamin schlürften. Eine der wenigen Erinnerungen, die noch greifbar waren.

»Ich kann es immer noch nicht glauben, dass sie wirklich mit dir gesprochen hat!«, stellte Emma erneut erstaunt fest. »Alles klar bei dir?«, registrierte sie seine Abwesenheit.

Er schüttelte seine Verträumtheit ab und fokussierte sich wieder auf das Mädchen, welches in dicken

Winterklamotten eingepackt neben ihm saß und ihn besorgt musterte.

»Sorry, ich ging gerade noch einmal in Gedanken ihre Worte durch.« Notlügen waren akzeptabel, solange sie nicht zur Gewohnheit wurden. Zumindest redete er sich dies ein.

»Warum sollte der Kerl mit seinem Vater telefonieren, während er gerade dabei ist, ein Mädchen zu foltern? Für mich ergibt das absolut keinen Sinn.« Schnaufend ließ sie ihre Arme auf die Oberschenkel fallen und zuckte ratlos mit den Schultern. Durch den überdimensionalen Schal und die dicke Jacke machte es fast den Eindruck, als würde sie keinen Hals besitzen. Mit ihren von der Eiseskälte geröteten Wangen und den großen Winterstiefeln sah Emma wie ein Eskimo aus.

»Ich weiß nicht. Vielleicht haben wir es nicht mit einem, sondern mit zwei Tätern zu tun.«

Energisch schüttelte Emma den Kopf. »Unmöglich. Wenn wir meine Träume in das Ganze mit einbinden, dann handelt es sich definitiv nur um einen Täter. Warum sollte sein Kumpane am anderen Ende der Leitung sitzen und sich nicht vor Ort befinden? Und dann ist es zudem noch sein Vater?« Nachdenklich verzog sie ihr Gesicht.

»Vielleicht, um nicht geschnappt zu werden? Wenn sie einen kriegen, dann ist immer noch ein anderer da, um die Tat zu vollenden, falls sie ein bestimmtes Ziel verfolgen«, rückte er die Konversation in einen anderen Blickwinkel.

»Ich weiß nicht, für mich kaum vorstellbar. Dann würde er doch nicht mit diesem telefonieren, wenn er dem Opfer nahe ist?«

Toivo zuckte mit den Achseln. »Vielleicht ist der Idiot auch schizophren«, scherzte er, in der Hoffnung, wenigstens ein leichtes Lächeln ihrerseits zu erhalten. Vergebens. Nachdenklich knabberte sie an ihrer Unterlippe, die bereits von trockenen Rissen überzogen war.

Der Bus blieb abrupt stehen, wodurch Emmas entspannter Oberkörper nach vorn katapultiert wurde. Toivo war mit dem Fahrstil der Norweger mehr als vertraut, vor allem bei dem vorherrschenden Unwetter. Reflexartig schnellte seine Hand nach Emmas Jackenärmel, um einen Aufprall ihres Kopfes mit der Sitzlehne zu verhindern. Seltsamerweise lösten die Berührungen mit Emma kein unangenehmes Kribbeln oder gehemmte Empfindungen aus, wie er es sonst von für ihn fremden Personen gewohnt war. Im Gegenteil. Er genoss den kleinen, eigentlich gewöhnlichen Körperkontakt mit ihr.

Ihr Blick folgte seinem Arm bis zu der Stelle, an der er sie festhielt. Sie blinzelte mehrmals und starrte ihn an, bis er seinen Griff löste.

Endstation, sie waren wieder zu Hause.

In Wahrheit war ihm das Krankenhaus dann doch lieber, auch wenn es keine guten Gedanken in ihm hervorrief. Manchmal war es besser, an die schmerzliche Vergangenheit erinnert zu werden, als in der ebenso beschissenen Gegenwart zu leben. Die Vergangenheit war wenigstens erledigt und nährte nur noch Erinnerungen.

Toivo zog sich wieder die Mütze über den Kopf und dieses Mal schob er seine, aus seiner Mütze hängenden Haare unter diese, damit sie ihm nicht in die Augen kamen.

»Gehen wir zu dir?« Emma stand bereits wartend im Gang.

Einwilligend schwang er sich aus seinem Sitz und folgte ihr aus dem Bus.

Gnadenlos wurden ihre Körper von den Böen verschlungen, die durch die Straßen fegten. Deren Stärke zwang sie fast in die Knie, und gegen den Wind gerichtet kämpften sie sich, dicht beieinander, vorwärts durch den Schnee.

Die Abdrücke, die sie in den weißen Boden stapften, waren nicht von Dauer. Der aufwirbelnde Schnee legte sich darauf und machte sie vergänglich.

Es war so windig, dass sich selbst die Haare, die Emma sich zu einem festen Dutt gebunden hatte, allmählich aus der Frisur lösten und unkontrolliert in alle Richtungen flatterten.

Die Straßen waren wie leergefegt, bei diesem Sturm aber auch nicht verwunderlich.

»Ist das Wetter eigentlich normal für Februar?«, schallte Emmas Stimme in die Kälte.

Beim Öffnen des Mundes verschluckte er sich fast bei dem Versuch einzuatmen. Der Gegenwind, der ihnen schonungslos ins Gesicht schlug, machte es kaum möglich, normal zu atmen. Die Luft bahnte sich ungefragt einen Weg in seine Nasenlöcher, sodass er durch diese nur stoßweise atmen konnte.

Toivo versuchte gar nicht erst, sich gegen die Gewalt der Natur zu stemmen, und wartete mit seiner Antwort, bis beide bei ihm zu Hause angekommen waren.

Im oberen Stockwerk brannte Licht.

Ma ist also wieder am Arbeiten, dachte er. Seit sie vor einigen Jahren hierher ausgewandert waren, hatte er sie kein einziges Mal wirklich ruhen sehen. Wenn sie abends von der Arbeit nach Hause kam, verflüchtigte sie sich oft in ihr Arbeitszimmer.

Schon immer wurden ihr ihre Zielstrebigkeit und ihr Fleiß hoch angerechnet, doch das änderte sich, als sie einst den falschen Weg einschlug.

Toivo war jedes Mal froh, wenn er sah, wie sie ihre alte Energie zurückgewinnen konnte.

Die Tür öffnete sich quietschend, eine Sache von vielen, die laut Patricks Reden schon längst hätte behoben sein müssen. *Große Klappe, nichts dahinter*, beschrieb Toivo die Persönlichkeit des Freundes seiner Mutter. Die Spannung im Verhältnis der beiden war nicht zu übersehen. Wohl aber schätzte Toivo die Bemühungen Patricks, in die Rolle des Ersatzvaters oder zumindest in die einer vertrauenswürdigen Bezugsperson zu schlüpfen.

Abgesehen von den Momenten, in denen er die Kontrolle über seine eigenen Emotionen verlor. Handgreiflich geworden war Patrick aber nie, nur verbal konnte er sehr ausfallend werden.

»Wir sind wieder zu Hause«, verkündete Toivo seine Rückkehr.

Schritte kamen die Treppe herunter und entpuppten sich als die seiner Mutter.

»Na, ihr beiden. Schön, dich kennenzulernen. Emma, richtig? Mein Name ist Franziska.« Aufgeschlossen schmunzelte sie, als sie Emma neugierig in die Augen blickte. Ihr Riecher dafür, welche Mädchen er anziehend fand, war bemerkenswert. Genau das spiegelte sich gerade in ihrem Ausdruck wider.

»Ja genau, Emma.«

Sie gaben sich beide die Hand. Eine Geste, die für ihn verdächtig wirkte.

Seine Mutter setzte den *Ich-nehme-sie-für-dich-unter-die-Lupe*-Blick auf, und auch Patrick streckte den Kopf durch die Wohnzimmertür.

»Die Jacke kannst du hier hinhängen und die nassen Schuhe bitte hier vorn abstellen«, bat sie das Mädchen, welches etwas überfordert mit der Situation zu sein schien, aber ihr Bestes tat, dies zu überspielen. Zu allem Überfluss trat nun auch Patrick der kleinen Versammlung im schon so kleinen Flur bei. Sein Blick, der auf Emma heftete, musterte sie von oben bis unten, dann lächelte er jedoch freundlich.

Nun war es auch Toivo zu viel. Er zog Emma am Handgelenk in das Zimmer zu seiner Rechten und schloss die Tür.

»Hier ist es schön warm«, stellte Emma zufrieden fest und umarmte sich fröstelnd selber. Auch er fror noch, seine Hose war durchnässt und die gefütterten Schuhe hielten nicht das, was sie versprachen. Seine Socken klebten ihm feucht an den Füßen.

»Möchtest du einen Tee?« Dass man gastfreundlich sein soll, hatte er schon früh lernen müssen. Bei Emma machte es ihm aber auch nichts aus, zuvorkommend zu sein.

»Gern. Ist auch egal, welcher. Ich nehme alles, was ich kriegen kann, Hauptsache heiß.« Sie grinste und rieb ihre Handflächen aneinander.

Toivo verließ das Zimmer und stieß gleich wieder auf seine neugierige Mutter, die in der Küche stand.

»Ich habe schon Wasser aufgesetzt.«

Toivo verdrehte die Augen. »Kannst du bitte einmal nicht so voller Tatendrang strecken?«

»Es ist ein hübsches Mädchen. Sie ist neu, richtig? Sei nett zu ihr, sie macht einen ordentlichen Eindruck. Aber überstürze bitte nichts.«

Als ob du den perfekten Riecher für so etwas hast, spottete er in seinen Gedanken.

Sie atmete laut aus. »Es ist nur schon so lange her, dass mein Sohn eine Dame mit nach Hause brachte. Als Mutter ist man da eben wissbegierig.« Sie holte zwei Tassen aus dem Schrank. »Erzähl doch kurz!«, hakte sie nun nach.

»Wir arbeiten an einem Schulprojekt, das ist alles.« Mit den Teetassen in der Hand schob er sich an ihr vorbei. Dabei kollidierte er fast mit Patrick, der im Türrahmen stand und sich mit beiden Händen am oberen Teil von diesem festhielt. Manchmal erweckte er den Eindruck eines einschüchternden und bedrohlichen Drogendealers, selbst für Toivo. Nur, dass die einzige Droge, nach der Patrick süchtig war, die Zigaretten waren.

»Das ist also diese Emma? Niedliches Mädchen. Spielt vielleicht sogar über deiner Liga, Kumpel. Also gib dein Bestes.« Er zwinkerte ihm verschwörerisch zu.

»Große Güte, ja, das ist sie. Könnt ihr mich jetzt bitte in Ruhe lassen?«

Er flüchtete zurück in sein Zimmer und streckte Emma, die mittlerweile in ihrem geschätzt drei Nummern zu großem Pullover auf seinem Bett saß, den Tee entgegen.

»Himbeere.«

Sie nahm ihn dankend an und umklammerte die Tasse mit beiden Händen.

»Ich habe weiter über die Worte des Mädchens nachgedacht. Denkst du, der Mörder hat ein Ziel?«

»Oder die«, unterbrach er sie kurz.

»ODER DIE haben ein Ziel? Ich meine, es wirkt alles so seltsam, dennoch passend, wenn ich es mit meinen Träumen vergleiche. Sie konnte auch anfangs nichts sehen. Wie ich. Und die Stimme, die etwas von Gott erwähnte.« Sie hielt inne.

»Was ist?«

»Habe ich meinen letzten Traum schon angesprochen?« Schockiert blickte sie ihm in die Augen. Und jedes Mal erfasste ihn die Befürchtung, sein Tick, den er nach den Ereignissen vor einigen Jahren entwickelt hatte, könnte sie stören.

Das Augenzucken hatte sich gelegt, verschwunden war es nie. Die Ärzte hatten damals behauptet, das für ihn darstellende Problem würde sich bei Glück irgendwann in Luft auflösen.

Nichts da. Mehrere Jahre waren bereits vergangen.

Toivo nahm neben Emma Platz.

»Nein, hast du nicht«, erwiderte er.

Er war sich über ihre Träume noch immer im Unklaren. Es warf so viele Rätsel auf.

Zwar gab es beängstigende Überschneidungen, Dinge, die ihr Unterbewusstsein durch das Hören gar nicht hätten verarbeiten können, weil die Presse nichts davon preisgegeben hatte. Wie die verbundenen Augen und nun auch die angeschnittene Gottes-Thematik. Aber von Logik fehlte hier jede Spur.

»Letzte Nacht habe ich davon geträumt, wie ich sterbe. Nicht einfach so, wie man es meist kennt. Ich fand mich in einem kleinen Raum wieder und mir wurde von hinten die Kehle aufgeschlitzt.«

Womöglich handelt es sich einfach um eine Aufarbeitung der ganzen brutalen Filme, die sie in ihrem Leben schon zu Gesicht bekommen hat, mutmaßte er still.

»Ich war auf einem Stuhl gefesselt und konnte mich deshalb nicht bewegen.« Gedankenverloren blickte Emma zu ihren grauen Socken. »Übergossen mit irgendeiner Flüssigkeit, versuchte ich die Person hinter mir zu identifizieren, aber ich spürte lediglich ihre Präsenz. Und ich trug die Klamotten des letzten Opfers.« Mitgenommen und den Tränen nahe spielte sie mit dem Ende ihres Ärmels, der auf ihrem Oberschenkel ruhte.

Toivo nahm eindeutig zur Kenntnis, dass es sich nur noch um ihre physische Anwesenheit handelte. Psychisch war sie soeben wieder zurück in das Szenario geschleudert worden, welches sie schilderte.

Er war gänzlich damit überfordert, die richtigen Worte zu finden. Mit gesundem Menschenverstand war dies alles nicht mehr zu erklären, war er sich sicher. Aber aus eigener Erfahrung wusste er, dass es einige Dinge im Leben gab, die von Grund auf keinen Sinn ergaben.

Menschen waren darauf ausgerichtet, dem Bedürfnis nachzujagen, alles Mögliche mit der Logik zu erklären, doch wollten sie sich manchmal nicht eingestehen, wenn sie an diesem Versuch scheiterten. Und er scheiterte gerade kläglich.

»Es ist alles so lächerlich.« Hilflos auflachend stellte sie ihren Tee vor sich auf den Boden. »Ich meine, welches Resultat erhoffe ich mir hiervon? Den Täter schnappen werde ich wohl kaum. Und vom Zusammensuchen aller gegebenen Fakten werden meine Albträume auch nicht weniger oder lösen sich in Luft auf.« Verzweiflung breitete sich in ihrem Gesicht aus. »Ich habe einfach Angst davor, dass sich meine Vermutungen bewahrheiten. Ich möchte nicht sterben …« Mit diesen Worten begann ihr ganzer Körper zu beben und Tränen flossen ihr unaufhaltsam über die Wangen.

»Emma, wenn du möchtest, dann gehen wir zusammen zur Polizei«, bot er ihr an. Das wäre mit Abstand das rationalste Vorgehen in dieser absurden Situation.

»Und dann? Was sage ich denen? Sollen die mich unter Personenschutz nehmen?«, winselte sie verloren. Jegliche Hoffnung schien erloschen.

»Du könntest ihnen von deinen Albträumen und deinem Bauchgefühl erzählen.«

Selbst er war sich über die Sinnlosigkeit der Betrachtung dieser Problemlösung bewusst. Sie hatte recht. Die Polizei würde ihr kein Wort glauben. Eher noch würden die ihr einen Vogel zeigen und sie an den nächstbesten Seelenklempner verweisen. Davon kannte er selber schon genug.

»Okay, was ist, wenn ich erst einmal bei dir bleibe? Ich meine, als dein persönlicher Personenschutz?« Letzter Versuch. Danach würde Ratlosigkeit folgen.

Etwas in ihm schrie auf, dem armen, zusammengekauerten Mädchen zu helfen, und eine schwache, aus den Untiefen seiner Seele rufende Stimme schenkte den Befürchtungen Emmas Glauben.

»Das ist lieb, aber es geht schon.« Sie zog die Nase hoch und fuhr sich mit beiden, in den Ärmeln versteckten Händen übers Gesicht. »Wirklich danke. Ich fühle mich wie eine Idiotin, dass ich immer anfange, vor dir zu flennen«, entschuldigte sie sich beschämt. Rote Flecke auf ihren sonst blassen Wangen verdeutlichten diesen Gemütszustand.

Überfragt, ob er immer noch tröstend einen Arm um sie legen sollte, entschied er sich schlussendlich dagegen.

Auf keinen Fall wollte er, dass sie sich unwohl fühlte.

»Du musst dich dafür nicht rechtfertigen«, besänftigte er sie.

»Und du musst wissen, sonst heule ich nicht wegen jeder Kleinigkeit«, erklärte sie.

Tatsächlich, auch wenn sie anfangs einen in sich gekehrten Eindruck gemacht hatte, wirkte sie ziemlich selbstsicher und zielorientiert.

Toivo warf einen Blick aus dem Fenster, von dem man direkt auf die Straße blicken konnte. Selbst drinnen hörte man das Pfeifen des Windes. Der Schneesturm allerdings hatte sich schon gelegt.

Emma nahm die sich allmählich beruhigende Wetterlage ebenfalls wahr und wollte diese nutzen. »Vielleicht sollte ich mich auf den Heimweg machen und dieses Zeitfenster nutzen, bevor ich mich nachher wegen mangelnder Sicht verlaufe.«

9

EMMA

Es war mehr als nur kalt. Und deshalb hasste ich die Idee von Anfang an, Deutschland zu verlassen. Schon immer verstand ich die Menschen nicht, die es in die Kälte zog, die einen Ski-Urlaub einem Urlaub in der schönen Wärme den Vorzug gaben. Lieber würde ich mir die Seele aus dem Leib schwitzen, als um mein Leben zu frieren und bangen zu müssen, mir könnte jederzeit eine Gliedmaße absterben. Die Kälte biss sich förmlich in meine Oberschenkel, denn der piksende Schmerz fühlte sich so an, als würde mir eine Katze mit ihren spitzen Schneidezähnen in die Beine beißen. Ich konnte von Glück sprechen, dass die Strecke, die ich zurücklegen musste, nicht weit war und sich das Wetter normalisiert hatte. Trotzdem kämpfte ich mir einen Weg durch den fast knöchelhohen Schnee.

Mit stets gesenktem Blick konzentrierte ich mich darauf, nicht zu stolpern und so einen Fall auf den grausam kalten Boden zu verhindern. Allein bei dem Gedanken zog sich alles in mir zusammen.

Meine Aufmerksamkeit galt ganz meinen eigenen Füßen, weshalb ich nicht mitbekam, wie sich mir eine Person von hinten näherte und mich grob an den Schultern packte.

Reflexartig schrie ich auf, während mein Herz noch im selben Moment aussetzte.

Die Hände der Person wollten sich fester in meine Jacke graben, um mich herumzudrehen, doch ich war schneller, entriss mich der Bedrohung und rannte los, ohne nach hinten zu schauen. Ich rannte einfach, so schnell ich konnte.

Tausende Gedanken erwachten in mir zum Leben, genauso wie der Überlebensinstinkt, den ich plötzlich verspürte. War ich paranoid geworden oder täuschten mich meine Sinne diesmal nicht damit, dass mir eine Person hinterher sprintete?

Der Schnee machte es mir nicht gerade leicht, schnell von der Stelle zu kommen, und so kam es mir vor, als würde ich lediglich in Zeitlupe rennen. Aus dem Augenwinkel erkannte ich den fragenden Blick einer Frau, die auf der anderen Straßenseite dabei war, Schnee zu schippen. Ich wandte meinen Blick vom Boden ab und sah in ihre Richtung, blickte in ihr gerötetes Gesicht, in das sie eine grüne Wollmütze mit einem kleinen, flauschigen Bommel gezogen hatte.

Genau das war mein Fehler.

Ich stolperte, weil ich ein Bein nicht genug angehoben hatte, und fiel vorwärts in die weiße, weiche Himmelsdecke.

Meine Knie kamen zuerst auf und um Schlimmeres zu vermeiden und mein Gesicht zu schonen, stützte ich mich mit meinen Händen ab.

Nun werde ich abgestochen. Vor der alten Frau, die mich ansieht, als wäre sie einem Geist begegnet.

»Verdammt, Emma! Komm mal runter. Ich wusste ja, dass du schreckhaft bist, aber, dass du dir hier fast in die Hose pisst, hätte ich nicht gedacht«, machte sich Sebastian über mich lustig, der nun vor mir stand.

»Du Arschloch«, waren die einzigen Worte, die ich herausbrachte. Ich war viel zu wütend, um jetzt unbedacht mit Vorwürfen um mich zu werfen.

»Du hättest dich mal sehen sollen. Wie du geschrien und dich dann einfach nach drei Schritten direkt abgemault hast«, prustete er los. Großzügigerweise streckte er mir dabei die Hand entgegen, an der ich mich stumm hochzog.

Die Frau hatte sich ihrer Arbeit bereits wieder gewidmet und ignorierte die Unterbrechung.

»Wo kommst du eigentlich her?«, wollte er wissen, nachdem er sich eingekriegt hatte und wir uns gemeinsam auf die letzten Meter nach Hause machten.

Ich war wirklich paranoid geworden. Welcher Mensch rannte sonst wie in einem reinen Überlebenskampf vor seinem eigenen Bruder weg? Und zu allem Übel fühlte es sich so an, als würde mich nun jeder anstarren, der uns über den Weg lief. Ich fühlte mich nicht sicher, nirgends. Außerdem war ich völlig überfragt, wen ich am besten in meine Situation einweihen sollte. Sebastian allerdings zählte nicht zu den Personen, das war klar. Er würde nur lachen, wenn ich ihm die Vermutung näherbringen würde, dass mir meine Träume etwas sagen wollten.

»Ich war bei Toivo. Wir mussten noch etwas klären.«

Ganz gelogen war das immerhin nicht.

»Und wo warst du?«, hakte ich hinterher, um das Gespräch auf einen anderen Pfad zu lenken.

»Ich hab Brötchen geholt.« Er hob den geschulterten Rucksack leicht an und zuckte mit den Achseln. »Wenn du schon so lange schläfst, dann musst du dich gefälligst um dein eigenes Frühstück kümmern. Du bist alt genug!«, äffte Seb Mom mit einer viel zu piepsigen Stimme nach und fuchtelte theatralisch mit den Händen in der Luft herum.

Seine Darstellung brachte mich zum Grinsen. »Da hat sie ja auch nicht unrecht. Welcher Mensch verschläft denn schon den ganzen Tag.«

Er hob mahnend den Zeigefinger und sah mich mit besserwisserischem Blick an. Auf diese Weise kündigte er jedes Mal sein für sich bestehendes Lebensmotto an.

»Du verschläfst den Tag nicht, wenn der Tag für dich erst abends beginnt. Und nebenbei erwähnt hatte ich den geilsten Traum seit Langem.«

»Ich will nichts von deinen feuchtfröhlichen Träumen wissen, Seb«, scherzte ich und trat vor unsere Haustür, hinter der sich das befand, worauf ich seit meinem Aufbruch sehnsüchtig hinfieberte.

Wärme.

»Nein, man! Nicht so einen Traum, sondern so einer, der einer Verfilmung würdig wäre.«

Davon habe ich genügend.

Und schon war meine Stimmung im Keller.

Ich öffnete die Tür und ignorierte die Information meines Bruders. Für mich war die Konversation beendet, bevor sie meine Laune noch weiter ruinierte und negative, ungewollte Gefühle hervorrief.

»Weißt du, das war einer der Träume, von denen man sich wünschte, sie würden wirklich passieren.« Sebastian jedoch war Feuer und Flamme für das Thema.

»Hey, warte, gibt es nicht sogar welche, die real werden? Da gibt es doch so Fälle, wo Leute berichten, das Geträumte wirklich erlebt zu haben, oder?«

Am liebsten hätte ich ihm meinen Schuh, aus dem ich gerade schlüpfte, gegen die Stirn geworfen.

»Dann darfst du nicht darüber reden«, mischte sich Dad in das Gespräch ein, der wie aus dem Nichts im Türrahmen zur Küche auftauchte.

»Wie?« Seb verzog seine Mundwinkel, hob seine Brauen und zog seinen Kopf so weit zurück in den Nacken, dass sich ein leichtes Doppelkinn abzeichnete. Hätte er sich für eine Rolle im Film von *Dumm und Dümmer* eingeschrieben, dann hätten sie den Titel in *Dumm, Dümmer und noch Dümmer* umbenannt, weil selbst dieser Gesichtsausdruck zu gut für einen der beiden Hauptprotagonisten gewesen wäre.

»Wenn man nicht über seine Träume spricht, dann ist es wahrscheinlicher, dass sie wahr werden. Diesen Hokuspokus habe ich mal irgendwo aufgeschnappt«, erläuterte Dad.

»Eher nicht. Der Traum war sowieso unrealistisch.« Abwinkend entledigte mein Bruder sich seiner Wintersachen, kramte die Brötchentüte aus dem Rucksack und ging damit in die Küche.

Dankbar dafür, dass die Thematik scheinbar ein Ende gefunden hatte, hing ich meine Jacke an die Garderobe im Flur und bemerkte die Dringlichkeit mir eine trockene Hose anzuziehen. An den Knien war sie vom Sturz durchnässt, meine Beine spürte ich jedoch seitdem sowieso nicht mehr.

Doch da die Hitze, die hier drinnen herrschte, ihre volle Wirkung entfaltete, begann jetzt mein gesamter Körper zu kribbeln. Ich fühlte, wie ich Millimeter für Millimeter auftaute.

»Was machst du überhaupt schon hier?«, erkundigte ich mich über Dads Anwesenheit. Um diese Uhrzeit war er eigentlich noch längst nicht zu Hause.

»Ich konnte heute früher gehen, wir waren mehr als nur gut besetzt und da ich noch ein paar Überstunden offen hatte, dachte ich mir, dass es nichts schadet, mal früher daheim zu sein. Und verkehrt ist es sowieso nicht, wenn wir heute Abend noch loswollen.«

»Heute Abend noch loswollen?«, wiederholte ich seine Worte ungläubig.

Er nickte und sein dünner werdendes, mit grauen Strähnen durchzogenes schwarzes Haar fiel ihm leicht ins schmale Gesicht. Die kuschelige Wärme, die mich gerade noch umschlang, war wie fortgeblasen. »Und wann dachtet ihr in Erwägung zu ziehen, mich mit eurem Plan vertraut zu machen?«

Irritiert über meinen scharfen Tonfall kräuselte er unbewusst seine Stirn. »Ist das so ein großes Problem?«

»Dann ist Emma heute allein!«, rief Sebastian mit hörbar überfülltem Mund aus der Küche. »Ich bin mit ein paar Leuten unterwegs.«

Allein.

»Gut, das auch mal zu wissen.« Ich war gänzlich genervt. Nicht über die Tatsache, dass sie mich allein ließen, sondern viel mehr darüber, dass es sich direkt so anfühlte, als würde man mir erneut den Boden unter den Füßen wegreißen. Ich fiel und fiel. Und es hörte einfach nicht auf. Es gab nichts, an das ich mich halten konnte, um den baldigen Aufprall abzufedern.

»Seit wann stört es dich, sturmfrei zu haben?«

»Es stört mich nicht«, antwortete ich ein wenig zu schnell.

»Die kleine Emma hat Angst.« Provokant zwickte mein Bruder, der auf dem Weg zur Treppe vorbeilief, mir in die Seiten.

Ich zuckte zusammen und schlug seine Hände weg. »Es ist okay, wenn ihr heute alle wegwollt«, rechtfertigte ich mich und mir missglückte der Versuch, fröhlicher zu schauen, als ich in diesem Moment eigentlich war. Meine Mundwinkel waren zu schwer, um sie zu heben, und kleine Gewichte, die verteilt überall in meinem ganzen Gesicht hingen, verdüsterten meine Mimik. »Vor was sollte ich schon Angst haben, ich bin nicht mehr zehn Jahre alt.« Meine Bemühungen, die Situation zu überspielen, verschlimmerten alles.

»Sicher?«, scherzte Sebastian. »Und wenn der böse Mann an der Tür klingelt, nicht aufmachen.« Er sprach zu mir wie zu einem Kindergartenkind und tätschelte meinen Kopf. Seine Größe machte es ihm leicht.

Mit seiner Eigenschaft, mich gern zu Weißglut zu bringen und mir dabei zuzuschauen, wie ich kurz vorm Explodieren war, war ich vertraut, aber dieses Mal wurde es zu viel. Definitiv viel zu viel. Und selbst er registrierte, dass er übertrieben und das Fass zum Überlaufen gebracht hatte. Auch wenn wir uns oft zankten, wusste er instinktiv immer, wann die Wogen wieder zu glätten waren. Ein Grund dafür, weshalb ich ihm nie lange böse sein konnte.

»Was soll denn schon passieren, Emma? Du bist allein, aber wenn du die Haustür verriegelst, kann niemand rein.«

»Ich habe keine Angst. Ich finde nur, dass ich ein Recht habe, rechtzeitig zu erfahren, dass ihr vorhabt, auszugehen, damit ich das in meinen Plänen berücksichtigen kann«, redete ich mich heraus und und wollte die Diskussion beenden.

»Fein, dann weißt du jetzt, dass wir uns um 18 Uhr vom Acker machen.« Zufrieden lächelte Dad und verschwand.

»Ich haue um 7 Uhr ab«, fügte Sebastian bei und sprintete die Treppe hinauf.

Nun stand ich hier im Flur. Mit eingeknickter, schlaffer Haltung und dem Drang, den nächsten Flieger in die Heimat zurückzunehmen.

Was soll schon passieren, Emma? Außerdem hast du noch nie davon geträumt, in deinem eigenen Haus überfallen zu werden.

Ich ertappte mich dabei, wie ich meinen nächtlichen Visionen bei diesen Gedanken Zuspruch schenkte. Nun zog ich tatsächlich in Erwägung, die Träume könnten sich bewahrheiten. »Das ist doch nur ausgedachter Humbug«, murmelte ich mir selbst zu.

Da im Grunde alle meine Sicherungen durchzubrennen drohten, gab es keine Einwände mehr dagegen, laute Selbstgespräche zu führen, um damit hoffnungslos an meine rationale Persönlichkeit zu appellieren und sie zum Leben zu erwecken.

Da gibt es doch so Fälle, wo Leute berichten, das Geträumte wirklich erlebt zu haben, oder?

Sebastians Worte hatten sich in mir festgenagt. Da blieb mir nur noch eine letzte Möglichkeit, mich zurück auf den Boden der Tatsachen zu begeben. Recherche.

Selbst wenn Google nicht unbedingt eine vernünftige Informationsquelle darstellte, war es auf jeden Fall besser, an Wissen zu kommen, als gar nicht.

Mich abzulenken war zwecklos, dem war ich mir bewusst. Deshalb konnte ich die Zeit auch anders nutzen und mir den Versuch, auf andere Gedanken zu kommen, für heute Abend aufheben. Denn dann würde ich es dringender benötigen als jetzt.

Auf dem Weg in mein Zimmer knöpfte ich mir schon einmal meine Jeans auf, um mich dann aus dieser zu schälen und sie gegen eine bequeme Jogginghose auszutauschen.

»Dann wollen wir doch mal schauen, was wir so finden«, flüsterte ich beim Aufklappen meines Laptops, als ich mich auf meinen schwarzen Schreibtischstuhl plumpsen ließ.

Da ich Unordnung oder Dinge hasste, die unnütz irgendwo herumlagen, achtete ich immer darauf, diese gut zu verstauen. Genauso wie meinen Laptop, der seinen Platz in der Schublade unter der großen Schreibtischplatte fand. Der Anblick eines aufgeräumten Schreibtischs, auf dem nur ein wenig Büromaterial stand, löste Befriedigung in mir aus, und jedes Mal, wenn irgendetwas nicht an seinem zugewiesenen Platz zu finden war, kribbelte es mir so lange in den Fingern, bis ich das Chaos beseitigt hatte.

Ich sackte tiefer in den Stoffstuhl und öffnete den Browser.

Die aufploppende Googlestartseite wartete förmlich darauf, gefüllt zu werden.

Doch ich wusste nicht, womit. Weder, was genau ich mir erhoffte, noch wonach ich mich kundig machen wollte.

Ich begann also planlos irgendwelche für mich passenden und relevanten Wörter einzutippen und musste mich mehrfach korrigieren, damit ich Treffer erzielte. Schnell waren in meiner Taskleiste mehrere Fenster mit verschiedenen Artikeln geöffnet, von denen die meisten aber nicht dem Gesuchten entsprachen. Trotzdem stieß ich bei der Recherche rasch und oft auf den Begriff *Wahrtraum.*

Auch der Name Walter von Lucadou, der vermehrt fiel, stach mir ins Auge.

Ich engte meinen Suchradius ein, indem ich die beiden Wörter in Verbindung miteinander setzte. Offenbar war Walter von Lucadou sowohl Psychologe als auch Physiker, der sich unter anderem mit der Parapsychologie beschäftigte, der diese sogenannten Wahrträume zuzuordnen waren.

Meine Augen flogen eifrig über die Zeilen und saugten sie auf.

Ich blendete alles um mich herum aus und ehe ich mich versah, gab es keine weiteren Artikel mehr, die meine Neugier mit Fakten hätten nähren können.

Eines allerdings war sicher. Vielleicht war ich doch nicht ganz so verrückt, wie angenommen.

Wahrträume haben einen realistischen Ursprung und sind sogar von der Wissenschaft anerkannt worden. Ich wurde nur an ein Fallbeispiel herangeführt, aber dieses reichte mir aus. Ein Mann träumte einstmals nachts davon, wie sein Vater bei einem Autounfall verunglückte und es passierte daraufhin fast exakt genauso wie er es mit seinem Traum prophezeit hatte.

Mit der Begründung von Tötungsphantasien landete er in einer psychiatrischen Klinik. Nachdem er sich dann dort falsch aufgehoben fand, wendete er sich an den 1945 geborenen deutschen Herrn von Lucadou.

Thesen behaupten, dass diese Art der Träume Menschen auf bestimmte, eintreffende Ereignisse vorbereiten und sie vor Traumatisierungen schützen sollen. Aufgrund dessen, dass das Themengebiet noch lange nicht so erforscht ist, dass man genaue Schlüsse darüber ziehen kann, spuckte das Internet kaum etwas über dieses Phänomen aus. Und mir ein Buch zur Parapsychologie zu bestellen, hatte ich nicht vor.

Mein Wissensdurst war hingegen nicht gestillt und die durch die Recherche resultierende gespaltene Meinung trug nicht dazu bei, dass ich mich wirklich erleichterter fühlte.

Immerhin hatte mir Google gerade gesagt, dass ich womöglich in absehbarer Zeit wahrhaftig sterben würde.

Gar nicht gut.

»Okay, schau mal, Emma ...« Ich atmete tief durch und hob die Hände. »Der Typ hat davon geträumt, dass *sein Vater* stirbt. Es existierte eine emotionale Verbindung.

Davon ist hier in meinem Fall aber nicht die Rede. Ich kenne diesen Psychopathen nicht und möchte das auch unter keinen Umständen ändern.«

Meine Situation war wie verhext. Und dabei, die ersehnte Wirkung zu erzielen, war ich kläglich gescheitert.

Wo blieb die erwartete Ruhe, die mich nun erfüllen sollte und das wohltuende Abbauen des Stresses und der Angespanntheit, welche sich in den vergangenen Tagen angestaut hatten?

Nein, du bist nicht nur irre, du bist auch noch dumm.

Beide Ergebnisse wären auf das Gleiche hinausgelaufen. Entweder wäre ich irre und angespannt gewesen, weil es nicht möglich war, von seiner eigenen Hinrichtung zu träumen, und es bescheuert war, zu denken, es wäre vorstellbar, oder ich wäre irre und angespannt gewesen, weil es tatsächlich eintreffen könnte, da es nicht vollkommen irrational war.

Beide Optionen hätten mir den Verstand geraubt.

Ebenso war ich in beiden Fällen dumm genug gewesen zu glauben, mein Gemütszustand würde sich bessern.

Es lagen Fakten vor, mit denen ich nichts anfangen konnte. Wie auch?

Wie sollte mir das in dieser Zwickmühle behilflich sein?

Beinahe das Einzige, was ich tun konnte, war abzuwarten und Tee zu trinken, um nicht zu erfrieren. Und mir einzureden, dass alles gut werden würde.

10

Es war mittlerweile Abend, und der Sturm, der am Vormittag noch die ganze Kleinstadt zum Erliegen gebracht hatte, war abgeflacht und hatte sich zu stärkeren Böen gewandelt.

Trotzdem heulte der Kamin unaufhörlich. Die orange-gelben Flammen, die verspielt hinter der Glasscheibe flackerten und das Holz unter ihnen zum Knistern brachte, untermalten diese Geräusche zusätzlich.

Draußen war es dunkel, nur die wenigen Laternen, die kleine Lichtkegel auf Straße und Bürgersteig warfen, durchbrachen die Finsternis und wirkten heller als sonst, weil der Schnee deren Licht reflektierte.

Ich schlürfte meine heiße Schokolade und hatte es mir, seit dem Aufbruch von Mom und Dad, auf dem Sofa bequem gemacht. Umgeben von zwei Kuscheldecken und den kleinen Kissen, die Mom gekauft hatte, um farbliche Kontraste zu der hellgrauen Sitzgelegenheit zu kreieren, zog ich mir schon das zweite Mal in Folge die Serie *Friends* rein.

Nie brannte ich so für eine Sitcom wie für diese.

Außerdem verschaffte sie mir Ablenkung von all dem Trubel in meinem Kopf und zauberte mir immerhin ein kleines Schmunzeln auf die Lippen.

Das Lachen war mir trotzdem vergangen, denn auch wenn ich Bemühungen zeigte, die Hirngespinste in meinen Hinterkopf zu verbannen, kreisten meine Gedanken ausschließlich um diese. Nur für einen Abend wünschte ich, frei von all den aufkeimenden Zweifeln und Ängsten zu sein, die versuchten, mich fest zu umklammern und in den Abgrund zu ziehen.

Das Gespräch von heute, wie auch die Internetrecherche wollten mir nicht aus dem Kopf gehen. Und zu allem Überfluss war ich auch noch allein.

Mom und Dad waren in einem Restaurant essen, denn morgen war ihr freier Tag, an dem sie das erste Mal nach Ewigkeiten ausschlafen konnten, und das wollten sie, trotz der Wetterlage, in vollen Zügen auskosten. Anfangs war Mom skeptisch gewesen, besonders als sie bei der Nachricht, Sebastian wäre auch nicht daheim, mein unglückliches Gesicht erblickt hatte. Im Gegensatz zu Dad keimten bei ihr große Zweifel auf und fast schon hätte sie den Plan an den Nagel gehängt.

Für mich stellte es ein Rätsel dar, warum sich plötzlich alle ausgerechnet bei so einem Wetter in die Außenwelt stürzten, um ein Teil der Gesellschaft zu werden.

Dennoch ergab ich mich meinem Schicksal und geriet gar nicht erst in Versuchung, sie vom Bleiben zu überzeugen. Denn dann hätte ich ihnen von der ganzen Sache erzählen müssen. Genau das wollte ich um jeden Preis verhindern.

Die Furcht, ein verrückter, nun völlig durchdrehender Serienkiller würde mich diese Nacht holen und zu seinem nächsten Opfer machen, klang selbst in meinen Augen blödsinnig. Trotzdem existierte sie und gewann von Minute zu Minute mehr Stimme.

Mom hatte Angst, doch war sie auch der Meinung in unseren vier Wänden, vor allem bei so einem Sturm, wäre man sicher. Wahrscheinlich redete sie sich so ein besseres Gewissen ein, ihre Tochter abends und über die Nacht allein zu lassen, während ein Killer sein Unwesen trieb. Dad war da um einiges lockerer und nahm auch die Morde auf die leichtere Schulter, mit der Überzeugung, die Polizei wäre dem Irren dicht auf den Fersen und würde ihn bald schnappen.

Kurz schwemmten sogar die Überlegungen in mir hoch, Toivo herzubitten, doch meine Sturheit und Sorge, ich würde ihm so den letzten Nerv rauben, siegten haushoch.

Zwar vermittelte er mir nicht das Gefühl, aber ich wusste, dass manche Menschen einige Dinge einfach nur aus Freundlichkeit taten. Als ich meine Heimreise antreten wollte, schlug er sogar vor, mich nach Hause zu begleiten, wenn dies helfen würde, mich dadurch sicherer zu fühlen.

Doch dieses Angebot lehnte ich ab.

Auf gar keinen Fall wollte ich irgendjemandem zur Last fallen.

Seit heute ließ mich das Gefühl nicht los, Toivo würde eine schwere Bürde mit sich herumschleppen, und auf diese wollte ich nicht noch eine weitere wuchten. Falls ich dies nicht schon längst getan hatte.

Ich stellte den Fernseher lauter, um das unheimliche Zischen des Kamins zu übertönen.

Das wilde Flackern, der nicht zu bändigen Flammen, verübte einen beruhigenden Effekt auf mich, auch wenn ich gerade ganz anders empfand. In mir tobten die Gedanken, genauso wie das Feuer es hinter der Glasscheibe tat.

Der an die Wand angebrachte, riesige Fernseher befand sich direkt über dem Kamin, den rundum rot-braune Ziegelsteine zierten.

Ein weiterer Traum von Mom und Dad, den sie sich hier verwirklicht hatten. Der Wunsch nach einem zeitlosen, gemütlichen Kamin war ein großes Thema bei der Haussuche gewesen.

Nur wenige Zentimeter über der mit schwarzem Eisen umrahmten Glasscheibe, schmückten zwei kleine Kerzen das schmale, weiße Abstellbrett.

Dekoration war schon immer von großer Bedeutung gewesen. Es konnte so viel hermachen.

Warum also der geschmacklose Teppich auf den Treppen ausgelegt worden war, blieb mir bis heute ein Mysterium.

Da ich es nicht leiden konnte, von fast vollständiger Dunkelheit umhüllt zu sein, schenkte mir eine kleine, hochragende Lampe Licht am Ende des Sofas zusätzlich zum Feuer und den hellen Strahlen, die aus dem Fernseher drangen.

Selbst in der Küche brannte das Licht der Abzugshaube.

Dem Begriff der totalen Finsternis schrieb ich seit meinen Träumen eine ganz neue Bedeutung zu. Die

Finsternis, die schon immer einer der Ursprünge für das Gefühl der Beklemmung in mir war, wurde von mir mit allen Mitteln umgangen. Aus diesem Grund fand die kleine Nachttischlampe, die einst ihren Platz im Schlafzimmer meiner Eltern hatte und durch eine neue, um einiges größere, und für mich hässlichere, ausgetauscht wurde, nun ihren Stellplatz neben meinem Bett.

Ich gähnte.

23:28 Uhr zeigte mein Handy, dessen hohe Bildschirmhelligkeit mich fast erblinden ließ. Ich kniff die Augen zusammen und prüfte meine WhatsApp-Nachrichten.

Keine neuen.

Der Kontakt zu meinen Freunden in Deutschland wurde immer dürftiger. Nicht, dass ich mir keine Mühe gab, ihn aufrechtzuerhalten, doch dies musste eben auch auf gegenseitigem Interesse beruhen.

Ich rieb mir die Augen und beschloss, mir die Zähne zu putzen, bevor ich später im Wohnzimmer einnicken würde.

Der viel zu große, schwarze Pullover und die schlabbrige Jogginghose repräsentierten meinen heutigen Pyjama, weshalb ich meine Klamotten nicht mehr zu wechseln brauchte.

Müde schleppte ich mich die knarzende Treppe hinauf ins Bad. Wenn ich heute eines lernte, dann, dass sich die Treppe in Abwesenheit aller anderen Hausbewohner viel lauter und gruseliger anhörte. Nun erhielt ich die Abrechnung für das jahrelange Ansehen der ganzen Horrorfilme, auf die ich im Alter von 13 und 14 Jahren so stand. Plötzlich überkam mich nämlich das unangenehme Gefühl, nicht mehr allein zu sein. *Einbildung*, redete ich mir abtuend und zugleich nervös ein.

Von unten hörte ich die Stimmen meiner Lieblingscharaktere aus dem Fernseher und … und? Was hätte ich noch hören sollen außer das Gelächter, welches aus dem Fernseher drang und das Heulen des Windes draußen?

Normalerweise nichts.

Ein Knall!

Direkt aus meinem Zimmer.

Die Geschwindigkeit, mit der mein Herz schlug, verdreifachte sich.

Ich umklammerte meine Zahnbürste, die mir im Mund steckte und sah mich im Spiegel an. Ich versuchte, mich in meinem Spiegelbild wiederzufinden, doch starrte nur in das Gesicht eines fremden, verängstigten Mädchens.

Du musst nachsehen gehen. Sei nicht feige.

Es ist sicherlich gar nichts und nur ein Teil deiner Hirngespinste. Moment mal …

Ich stutzte. Was war, wenn ich wirklich wiederholt in einem Albtraum feststeckte?

Meinen Mut zusammennehmend, begab ich mich leise zum nächsten Zimmer. Mein Zimmer, zu dem die Tür geschlossen war.

Wenn es alles ein Traum ist, dann kann dir sowieso nichts passieren.

Ich atmete so flach, dass sich mein Brustkorb kaum noch hob und senkte. Dafür würde mein heftiges Herzklopfen bald meine Brust zerreißen.

Ich legte stumm meine Finger auf die kalte Türklinke und drückte sie geräuschlos hinunter.

Drei. Zwei. Eins.

Ich riss die Tür auf, schnellte mit einer Hand zum Lichtschalter neben der Tür und knipste es an.

Mein Blick flog durchs Zimmer. Nichts.

Bis auf das Fenster, welches auf Kippe stand. Hatte ich vergessen, den Fenstergriff hochzuschieben und es somit nicht richtig verriegelt? Im selben Moment fiel es wieder zu. Die Stärke der Böen hatte noch nicht nachgelassen.

Ich verlor den Verstand.

Seufzend ließ ich mich aufs Bett plumpsen und fiel rückwärts auf mein Kissen.

Entnervt schloss ich die Augen und spürte, wie sich mein stark pumpendes Herz wieder beruhigte.

Für gewöhnlich hätte sich der Rest von mir auch wieder beruhigen müssen, doch das passierte nicht. Mein Kopf drehte sich und die Überforderung überrollte mich wieder einmal so blitzschnell, dass ich mich ihr kampflos ergab. In meinem Verstand schwirrten die Gedanken wie lästige Insekten umher, die man einfach nicht loswurde. Und je länger man nichts mit Insektenspray dagegen unternahm, umso größer und in die Irre führender wurde der Schwarm. Mir fehlte das passende Schädlingsbekämpfungsmittel.

Mit vom Körper ausgestreckten Armen lag ich nun da, todmüde und gleichzeitig hellwach.

Mein Verstand wollte mich nicht schlafen lassen.

Mein Körper jedoch, jede einzelne Faser, schrie nach Schlaf. Nach Ruhe. Und nach richtiger Entspannung.

Doch auch wenn ich schlief, war ich irgendwie wach.

Die letzten Tage hatte mir der Schlaf keine Erholung geboten, sondern war die reinste Qual gewesen.

Die Sehnsucht nach Schlaf war so stark, doch wusste ich mich in einem weiteren Albtraum wiederzufinden, wenn ich jetzt einschlummerte.

Würde ich mich dem Drang, die Augen zu schließen, zur Wehr setzen, wäre ich hingegen weiterhin dem Albtraum, der sich Realität nannte, ausgeliefert.

Nun lag die Entscheidung bei mir. Was war besser? Ich musste abwägen. Der Albtraum, aus dem ich irgendwann wieder schweißgebadet aufwachen würde, der allerdings so real wirkte, dass ich die Schmerzen bis in meine Knochen spüren konnte, oder jener, der den Titel *Gegenwart* trug und aus dem es gar nicht erst zu entfliehen galt und ich hilflos der realen Machtlosigkeit ausgesetzt war?

Meine Augen hatten sich definitiv festgelegt und fielen zu.

Alles um mich herum wurde mit jeder Sekunde leiser, auch die Haustür, die in diesem Moment aufging.

Ich befand mich auf der anderen Seite. Schnell merkte ich, dass ich weder im Tiefschlaf noch im Zustand des Erwachens verweilte.

Mein Körper versuchte sich gegen etwas zu wehren.

Der vollkommenen Bewusstheit meines Wegnickens bemühte mein Körper sich darum, wieder aufzuwachen. Komplett aufzuwachen. Denn etwas in mir war alarmiert worden.

Ich wusste nicht, was. Mein Bewusstsein kämpfte sich Schritt für Schritt an die Oberfläche zurück und ich nahm wieder mehr von meiner Umgebung wahr.

Die Tür!

Die gottverdammte Haustür unten hatte sich geöffnet. Jemand betrat den Flur.

Meine unverschlossene Zimmertür ermöglichte es mir, einen Blick zur Treppe zu werfen. Unten brannte noch Licht.

Kälte strömte in mein Zimmer und mit einem Windzug schlug die Tür in ihre Angeln zurück.

Der laute Knall holte mich komplett zurück. Ich war wieder Herr meiner Sinne.

Hellwach sprang ich auf und rotierte panisch um die eigene Achse. Mein Blick blieb an der Schere kleben, die mit Stiften und einem Lineal in einem runden Behälter auf meinem Schreibtisch stand.

Hektisch schnappte ich mir diese und musste mich anstrengen, sie fest in meiner, vom Schweiß feuchten und zitternden Hand zu halten.

Ich umklammerte sie so stark, dass meine Knöcheln weiß hervortraten, und ich spürte, wie sich der Griff in meine Handfläche presste.

Keiner der drei konnte bereits zurück sein. Weder Mom und Dad, noch Seb.

Mit ihnen war erst gegen 2 oder 3 Uhr zu rechnen.

Vielleicht hat sie das Wetter eines Besseren belehrt, sprach mir eine innere Stimme gut zu.

Geh einfach nachschauen, ermutigte sie mich.

Schweiß rann mir über die Stirn, aber ich wusste, dass ich schnell handeln musste.

Panik schnürte mich die Kehle zu und mein Herz hämmerte wild gegen meine Brust.

Ich konnte kaum nach atmen, riss ohne einen weiteren Gedanken an das Ohnmachtsgefühl, welches mich zu überwältigen drohte, meine Zimmertür auf und rannte die Treppe hinunter.

Wie angewurzelt blieb ich jedoch auf halber Strecke stehen, als der Schatten einer zur Haustür flüchtenden Gestalt durch das in der Küche kleine, aber hell brennende Licht, in den Flur geworfen wurde.

Ich hörte, wie die Haustür, welche zeitgleich mit meiner zugefallen sein musste, wieder aufgerissen wurde, und sah, wie durch den Wind aufwirbelnder Schnee in den Eingang wehte.

Sie stand sperrangelweit offen und der Duft des herben Parfüms, welches mich seit Beginn dieses Terrors heimsuchte, hing in der Luft.

Ich schrie auf, nachdem ich das Szenario realisiert hatte, in dem ich mich befand, und löste mich aus meiner Schockstarre.

Dann packte es mich. Ich brüllte laut all meinen plötzlich aufschäumenden Zorn heraus. Darüber, dass sich vor wenigen Sekunden jemand einfach so Eintritt in unser Haus verschafft hatte.

Glasklar bei Sinnen rannte ich entschlossen in die Richtung, in die mein wahrwerdender Albtraum geflüchtet war.

Zum allerersten Mal war ich der Person, die mir jede Nacht aufs Neue Gänsehaut und ein Gefühl der Wehrlosigkeit und des Ausgeliefertseins bescherte, so nah. So nah, dass ich dachte, ich würde mich wieder nur aufgewühlt und schweißgebadet durch das Bett wälzen und gleich erwachen, sobald die Person zurückkäme, um mir langsam und voller Hingabe ein Messer an die Kehle zu setzen und es zu Ende zu bringen. Abermals.

Was, wenn es wirklich wahr ist? Wenn du gerade wirklich schläfst und das deine allerletzte Chance ist, dich aktiv gegen deinen Gegner zur Wehr zu setzen? Vielleicht dreht sich das Blatt jetzt? Mein Unterbewusstsein fängt an, Dinge richtig zu verarbeiten, und die Albträume können hier und jetzt mit diesem Abschluss ein Ende finden!

Auf Socken sackte ich in den mehrere Zentimeter hohen Schnee, der sich eiskalt um meine Fußgelenke legte.

»Was, verdammt nochmal, willst du von mir? Komm raus!«, kreischte ich in die Nacht hinaus.

Erschrocken nahm ich zur Kenntnis, wie mir Tränen über das Gesicht liefen und ich vor Aufregung schwer atmete.

Suchend sah ich mich um.

Niemand. Keine Menschenseele. Er war fort.

Hatte ich meine Chance vertan oder würde mich gleich aus dem Nichts wieder jemand von hinten zu sich ziehen und mir die Halsschlagader durchtrennen, bis ich daran verblutete und dieser Akt mich in die Realität zurückwarf?

Ich bin dann so weit, wieder aufzuwachen.

Unsicher drehte ich mich um. Immer noch stand ich allein auf dem schmalen Weg, der zu unserem Haus führte. Eine starke Böe peitschte mir ins Gesicht und meine Haare sahen schon längst so aus, als hätte ich in eine Steckdose gefasst. Meine Nase tropfte vor Kälte, weshalb ich sie mehrmals hochzog, verschluckte mich dabei fast und hustete stark. Kalte Luft bahnte sich schmerzvoll einen Weg durch meine Luftröhre.

Von draußen warf ich einen Blick in die erleuchtete Küche.

Komm schon, Emma, wach auf. Bitte öffne einfach deine Augen, befreie dich aus dieser Situation. Kämpfe dich in die Realität zurück.

Ich wachte natürlich nicht auf, nichts veränderte sich.

Doch mein Blick stieß auf einen dunklen, von einem erneuten Wetterschub durch die Luft getragenen Gegenstand.

Er kam vor meinen Füßen zum Liegen und bevor er wieder fortgetragen werden konnte, hob ich ihn vom Boden auf.

Um Fassung ringend, rannte ich zurück ins Haus.

Das Foto, das mich freudestrahlend in die Kamera blickend zeigte und eigentlich mit einem großen Magneten an unserem Kühlschrank befestigt sein sollte, befand sich in meiner Hand.

Der Magnet lag vor dem Kühlschrank, an dem weitere Bilder hingen.

»Dieses kranke Schwein«, murmelte ich angeekelt.

Der Versuch, an ein Foto von mir zu gelangen, war gescheitert. Doch was mochte die Intention dahinter gewesen sein?

Immer noch an der Hoffnung festklammernd, gleich aufzuschrecken, schloss ich die Augen.

Ich verlor meinen Verstand. Mir entglitt die Fähigkeit, real von surreal unterscheiden zu können.

Meine Füße schmerzten und mein Körper sehnte sich nach Wärme, doch dieses Bedürfnis schob ich beiseite. Das Chaos in meinem Kopf führte ein enormes Druckgefühl hinter meiner Schädeldecke herbei.

Ich bin dir näher, als du denkst, schoss es mir durch den Kopf. Der Satz, der mir zugeflüstert worden war, als ich bewegungslos und träumend auf den mit Blut vollgespritzten Wald und die Mädchenleiche schauen musste.

Mein nächster Gedanke galt Toivo.

Der Junge, den ich erst seit geraumer Zeit kannte und in dessen *Nähe* ich mich doch schon so wohlfühlte. Der den Geruch trug, den ich eben erneut im Eingang vernommen hatte.

Ich fasste einen Entschluss.

Dieser würde mir endgültig Klarheit über meine immer wieder aufblitzenden Mutmaßungen verschaffen.

Ich packte ein paar Sachen zusammen, löschte das mittlerweile ein bisschen schwacher knisternde Kaminfeuer und jegliches andere Licht im Haus und schlüpfte in meine Winterstiefel.

Zeit, mich umzuziehen, blieb mir nicht.

Jede Minute war wertvoll.

Ich verschloss die Haustür hinter mir und jagte in die Richtung des Hauses, in dem ich vor wenigen Stunden noch einen Tee angeboten bekommen hatte.

11

Dies bot sich als perfekte Gelegenheit an, um herauszufinden, ob sich meine Vermutung bewahrheiten sollte.

Noch nie hatte ich so gehofft, dass sich eine meiner Thesen als falsch entpuppen würde.

Hatte Toivo wirklich etwas mit den entführten und vermissten Mädchen zu tun?

Kaum vorstellbar. Denn die Reaktion der Geflohenen, der wir im Krankenhaus einen Besuch abgestattet hatten, wäre definitiv eine andere gewesen.

Da ich gerade aber gar nicht wusste, wo mir der Kopf stand und ich einige Dinge sortieren musste, stellte es sich nicht nur als eine Möglichkeit heraus, zu prüfen, ob ich ihn daheim antreffen würde, sondern diente auch dazu, dem Platz, den ich mein Zuhause nannte, zu entkommen.

Ich hätte es keine Minute länger in diesem Gebäude ausgehalten, wenn ich von der so laut erscheinenden Stille überschüttet worden wäre und mir gänzlich die Stärke fehlen würde, mir einen Weg, überhäuft von all dem Schutt, nach draußen zu buddeln. Alles wäre in sich zusammengestürzt.

Außerdem brauchte ich gerade die Nähe einer trostspendenden Person, und neben Toivo existierte diese leider zurzeit nicht. Umso mehr bangte ich um das aus meiner Handlung resultierende Ergebnis.

Meine Abwesenheit zu Hause plante ich, mit einer WhatsApp-Nachricht anzukündigen, falls Toivo mich reinlassen würde.

Falls er überhaupt zu Hause ist. Oder danach aussieht, gerade erst eingetroffen zu sein.

Ich hastete keuchend durch die schwach beleuchteten Straßen und wurde verfolgt von der Angst, jeden Moment von hinten oder von der Seite umgerissen zu werden. Aber niemand war so verrückt wie ich, um diese Uhrzeit und bei diesem Wetter durch die Gegend zu hetzen. *Außer der, der gerade bei dir eingebrochen war und vielleicht sogar vorhatte, dich zu töten.*

Völlig außer Atem blieb ich vor dem kleinen, hässlichen Haus mit der schönen Haustür stehen und stützte mich kurzatmig auf meinen Oberschenkeln ab.

Keine Zeit für Pausen.

Ich stiefelte zu dem Fenster rechts neben dem Eingang.

Aus diesem hatte ich noch vor nicht allzu langer Zeit geschaut und mich entschieden, heimzukehren. Womöglich der größte Fehler, den ich heute begangen hatte.

Vielleicht würde dieser aber auch in wenigen Minuten erst folgen.

Im Haus brannte nirgends Licht, wie in fast jedem anderen Haus, von dem ich umgeben war.

Neid keimte gegenüber den Bewohnern auf, die vermutlich seelenruhig in ihren Betten davon träumten, irgendeinen schönen Urlaub zu unternehmen oder die Welt zu retten und neue Kraft für den morgigen, stinknormalen Tag auf der Arbeit tankten.

Um welchen Preis ich mit diesen Leuten getauscht hätte.

Immer noch wie ein Hund hechelnd und schwer schluckend schlug ich sanft aber hörbar gegen das von einem Rollo verdunkelten Fenster.

Bitte. Bitte sei zu Hause.

Nichts.

Ich schlug erneut gegen das Fenster, dieses Mal kräftiger.

Nichts.

Angst sickerte durch meine gerade noch errichtete Mauer der Hoffnung.

Die Mauer brach ein. Zerbröckelte binnen Sekunden.

Meine Faust holte gerade für einen weiteren letzten Versuch aus, als das Rollo an einer Seite leicht weggeschoben wurde.

Vor Erleichterung stieß ich ein ungläubiges Lachen aus.

Ich konnte nicht viel erkennen, aber ich sah, wie jemand durch einen kleinen Spalt zwischen Rolle und Scheibe spähte.

Mit den Händen zur Tür zeigend, signalisierte ich ihm, wohin er sich bitte begeben sollte.

Ein paar Sekunden verstrichen, bis sich leise das Türschloss drehte und sich ein schmaler Spalt öffnete.

Nun stand ich da, vor ihm und mir fehlten die Worte.

»Komm rein. Es ist verdammt kalt da draußen«, krächzte er mit heiserer Stimme.

Ich nickte dankbar und zog meine Schuhe im Flur aus. Meine nassen Socken behielt ich an, sowie meine Jacke und meinen Schal, den ich mir nur provisorisch um den Hals geworfen hatte.

Das Licht im Flur blieb aus, um seine Mutter und deren Freund nicht zu wecken, falls dies nicht schon geschehen war.

Trotzdem konnte ich durch das Licht der durch Laternen erhellten Straße erkennen, wie Toivo seinen Zeigefinger an die Lippen legte und diese spitzte.

Wir gingen in sein Zimmer, wo er nun eine kleine Nachttischlampe anknipste, die den Raum in ein angenehmes Orange tauchte.

Wir standen uns schweigend gegenüber.

Er schlaftrunken und mit vor Müdigkeit zugekniffenen Augen, und ich zitternd, verpackt in meiner Jacke und meinen klitschnassen Socken.

Erst jetzt, als mir die Erleichterung über seinen Zustand einen Stein vom Herzen fallen ließ, spürte ich, wie jede meiner Gliedmaßen zu frieren begann und vor Kälte schmerzend kribbelte.

Er hatte geschlafen und war nicht wie ein Irrer durch die Nacht gejagt, um Bilder von Kühlschränken zu stehlen.

Toivo sah mich an und rieb sich total neben der Spur und irgendwie ausgelaugt die Augen. Seine Haare waren verwuschelt und hingen ihm im Gesicht.

Er trug nur ein graues, enges T-Shirt und eine kurze, schwarze Jogginghose, was mir zum ersten Mal gestattete ein genaues Auge auf seinen Körper zu werfen.

Die dunklen, grauen Flecken unter den Achseln seines Oberteils waren vermutlich Resultate eines schweißtreibenden Traums.

Die stark behaarten Beine und kaum mit Härchen, dafür von umso mehr Leberflecken übersäten Arme waren von eher dünner Statur.

Ich nahm an, dass er keinen Sport trieb, so wie ich es schon immer vermieden hatte.

Durch das an seinem Oberkörper anliegende T-Shirt zeichneten sich seine Brust und eine Kette ab und betonte seine trotzdem recht breit gebauten Schultern.

Er fuhr sich durch die leicht gewellten Haare und legte seine Stirn und somit eine Narbe an seinem Haaransatz frei, die mir noch nie zuvor aufgefallen war.

Die Haare leisteten gute Arbeit.

Mit kleinen Augen setzte er sich auf das Bett und schaute mich auffordernd an. »Kannst du mir bitte erklären, warum du um …« Toivo warf einen Blick auf den kleinen Wecker neben seiner Nachttischlampe. »… um halb ein Uhr nachts vor meinem Haus stehst oder ist das hier gerade ein Traum?«

Ich wünschte mir so sehr, das alles wäre nur ein Traum.

»Bei mir wurde eingebrochen.« Mit diesen Worten rief ich mir wieder ins Gedächtnis, was mir vor wenigen Minuten widerfahren war. Der ganze Auslöser für meinen Auftritt und warum ich nun den Boden in seinem Zimmer mit meinen kalten, nassen Socken feucht machte.

Er raffte sich sofort auf. »Ernsthaft?«, staunte er und musterte mich prüfend.

Ich nickte und plötzlich verschlug es mir wieder die Sprache.

»Verdammt … habt ihr die Polizei gerufen? Geht's dir gut, Emma?« Besorgt und plötzlich hellwach, trat er näher.

Meine Gedanken überschlugen sich wieder. Wenn nicht Toivo etwas mit dem Ganzen zu tun hatte, wer dann? Wer war mir näher, als ich dachte? Oder war dies nur metaphorisch gemeint gewesen, weil die Person den Hauptprotagonisten in meinem Traum darstellte? War überhaupt etwas ernst zu nehmen, von dem ich dachte, meine Träume versuchten es mir mitzuteilen, oder handelte es sich bei dem Einbruch einfach nur wieder um einen unglücklichen Zufall?

»Emma?« Hände berührten meine Oberarme.

Als ich aufblickte, sahen meine Augen in seine.

In ihnen spiegelte sich Sorge wider. Aber das war nicht alles. Sie funkelten, und dieses Mal wandte er seinen Blick nicht ab, als seine Augen leicht zusammenzuckten.

»Du zitterst ja.« Sein Blick wanderte zu meinen nassen Socken. »Zieh deine Jacke und die Socken aus. Du kannst welche von mir haben.«

Ich nickte stumm und fühlte mich wie in Trance versetzt, als müsse mein Körper alles von den letzten Tagen aufarbeiten, weil er irgendwann nicht mehr hinterhergekommen war.

Um diese Starre zu durchbrechen, hob ich langsam meinen Arm, mit der Absicht, den Reißverschluss meiner Jacke zu öffnen und mich dieser und meines Schals zu entledigen.

»Ich …« Bevor ich die Jacke zu Boden fallen ließ, kramte ich aus einer Tasche das vor Eile zerknitterte Foto heraus, auf welchem ich triumphierend einen Arm in die Höhe warf und mit dem anderen ausgestreckt zur Kamera den Daumen hochhielt.

Dort war ich glücklich. Genoss die Gegenwart. Und nun wollte ich einfach nur aus der Gegenwart fliehen, wohin auch immer. Hieß es nicht, man solle nicht in die Vergangenheit zurückblicken und in der Gegenwart leben? Genau das Gegenteil wünschte ich mir gerade.

In die Zukunft wollte ich nicht blicken, denn dort erwartete mich Grausames, wenn mein Gefühl mich nicht täuschte.

»Was ist damit?« Stirnrunzelnd nahm er das Bild entgegen.

»Das landete vor meinen Füßen, als ich vor dem Haus stand. Es hing vorher am Kühlschrank.«

Toivo schüttelte irritiert den Kopf und hob beschwichtigend die Hände. »Jetzt mal von Anfang an, bitte.« Dann hob er aber mahnend den Zeigefinger und reichte mir ein Paar Socken, die er aus der Schublade an seinem Nachttisch hervorholte. »Erst ziehst du die hier an. Ich möchte ja nicht, dass mein Boden noch aufquillt«, scherzte er trotz der angespannten Stimmung. Eine Eigenschaft, die man lieben, aber gleichzeitig auch hassen musste.

Womöglich sollte mich das Herumblödeln zum Schmunzeln bringen. Mission fehlgeschlagen.

Auch wenn ein Teil von mir immer noch erleichtert darüber war, mich hier, sicher und irgendwie auch wohl, zu wissen, war mir nicht zum Lächeln zumute.

»Ich war allein zu Hause und hatte die Tür nicht abgeschlossen. Gott, ich bin so dumm!« Vorwurfsvoll und beschämt zugleich vergrub ich mein kaltes Gesicht in meinen Händen.

Hier drinnen war es zwar warm, gleichwohl fror jeder Zentimeter meines Körpers.

Neben den Minusgraden war das dem Schock zuzuschreiben, unter dem ich scheinbar litt und der nur durch einen Adrenalinschub auf dem Wege zu Toivo unterdrückt worden war.

Toivo setzte sich auf sein Bett und klopfte auf die Stelle neben sich.

Ich ließ mich neben ihn nieder und zwang mich dazu, nicht zu sehr mit den Zähnen zu klappern.

»Hier.« Er legte seine Bettdecke über meine Schultern, und während er dies tat, zögerte er kurz, als sein Arm über mir war.

Ich warf ihm einen zustimmenden Blick zu, woraufhin er den Arm über der Decke, in die ich mich mummelte, um meinen Rücken legte und mich fest in den Arm nahm.

Diese Berührung war zu diesem Zeitpunkt mehr wert als alles andere. Sie schenkte mir nicht nur körperliche Nähe zu einem attraktiven Jungen, sondern fühlte sich ebenfalls nach Geborgenheit an. Etwas, was ich gerade sehr brauchte.

»Warum warst du allein zu Hause?« Seine Stimme klang so ruhig und sanft wie nie zuvor.

Langsam verbanden sich mein Verstand und Körper wieder miteinander und ich war imstande, vollständigere Sätze zu bilden.

»Meine Eltern sind nicht da, genauso wenig mein Bruder Sebastian. Ich war unten und bin nur kurz hoch, um meine Zähne zu putzen, und dann bin ich eingeschlafen. Ich war einfach unfassbar müde. Auf einmal war jemand in unserem Haus. Ich bin daraufhin raus, nur auf Socken, und dann flog das Foto durch die Gegend«, sprudelte es aus mir heraus.

»Und du hast nicht in Erwägung gezogen, die Polizei anzurufen?«, fragte er beinahe vorwurfsvoll.

Ich schüttelte den Kopf.

Warum eigentlich nicht?

Fingerabdrücke wären auf dem Bild vorhanden gewesen, sollte er keine Handschuhe getragen haben. Stattdessen hatte ich Vollidiotin mich selber auf die Suche nach einer Antwort begeben und kam mir gerade total dämlich vor.

Jetzt war es zu spät.

»Warum bist du zu mir gekommen?«

Nun musste ich mit der Wahrheit rausrücken. Ein schuldiges, schwaches Lächeln huschte mir über die Lippen.

»Weißt du, ich dachte … also ich habe in Betracht gezogen, weil ich nichts ausschließen wollte, dass …«, stotterte ich.

»Dass ich mit all dem zu tun habe«, beendete er meinen Satz.

Schuldgefühle überkamen mich, doch ich bejahte.

»Und du dachtest, du würdest die Bestätigung finden, wenn ich nicht zu Hause bin?«

»Ja«, gestand ich murmelnd.

»Na ja, hier bin ich.« Mangels Worten zuckte er mit den Schultern.

Stille.

»Tut mir leid. Ich meine wirklich … ich weiß nicht, was in mich gefahren ist. Jetzt verdächtige ich schon einen unschuldigen Jungen, der mir nur helfen will.«

Verärgert über mich selber biss ich mir auf die Unterlippe.

»Ich denke mal, du wirst einen triftigen Grund dafür gehabt haben«, glättete er die Situation.

»Ich war und bin einfach ratlos und am Ende, Toivo.« Mir gefiel es, seinen Namen zu sagen.

»Ich verstehe nicht, warum du nicht einfach zur Polizei gehst? Einen Versuch ist es wert«, schlug er vor.

Sein warmer Atem streifte meinen Scheitel.

Ich wusste, dass er zu mir herunterblickte. Zu meinem Kopf, der an seiner Schulter lehnte. Wären die ganze Ausgangslage und die derzeitigen Umstände anders gewesen, dann hätte man die Atmosphäre, die das kleine Licht und das Unwetter draußen schufen, glatt als romantisch und gemütlich beschreiben können. Und trotzdem regte sich etwas in mir. Zwar kannte ich diesen Jungen erst seit wenigen Tagen, doch war mir diese Art von Berührung nicht unangenehm, denn sie schien passend.

Mir war, als würde sich ein kleines Stück seiner Ruhe, die er nach außen strahlte, auf mich übertragen.

Meine Gedanken rasten immer noch unaufhaltsam, verbreiteten Chaos und Verzweiflung in meinem Kopf. Weder ein Anfang noch ein Ende waren in diesem Wirrwarr zu finden.

Dieses Mal ließ ich dieses Geflecht zu. Ich gab mich schonungslos dem hin, was sich gerade in meinem Kopf abspielte.

Toivo, der offenbar nicht der verrückte Eindringling in unserem Haus gewesen war, drückte mich kurz näher an sich, als wollte er mich dazu animieren, ihm eine Antwort zu geben.

Nach vielen Worten war mir nicht zumute.

Die Kraft, um mich für etwas zu rechtfertigen, fehlte mir schlichtweg.

Eine Welle der Müdigkeit überkam mich, doch ich kämpfte gegen das dringende Bedürfnis an, meinen Augen Ruhe zu gönnen und mich einfach fallen zu lassen.

Früher schlief ich gern. Damals, als die Welt noch in Ordnung war und mein einziges Problem darin bestand, mir etwas zu essen zu kochen. Es war beinahe ein leidenschaftliches Hobby gewesen. Unvorstellbar, dass ich mich jetzt an einem Punkt befand, an dem es meine größte Furcht war, mich in das Land der Träume und fern ab jeder Realität zu begeben.

Der Arm, der mich gerade noch umschlungen hatte und mir Halt bot, verschwand. Toivo rutschte langsam von mir weg. »Ich dachte, du wärst eingeschlafen.«

»Ich möchte nicht schlafen«, gestand ich mit leiser Stimme. »Ich habe Angst davor, was mich auf der anderen Seite erwartet.«

Vielleicht sollte ich auch einfach nach Hause gehen, um auf Mom und Dad zu warten. Zu dem Platz zurückkehren, an dem ich mich nie wieder sicher fühlen würde, bis die Person, die sich unbefugt Eintritt verschaffen hatte, dort war, wo sie hingehörte: hinter Gitter.

»Ist es so schlimm?«, wollte er wissen. Auch an seiner Stimme nagte die Müdigkeit.

»Ja. Wir versuchen der Wahrheit in Träumen zu entkommen, um uns der Realität, auch wenn es nicht von langer Dauer ist, nicht stellen zu müssen. Es funktioniert aber nicht. Wenn ich träume, fühlt es sich immer noch so an, als würde ich mich in der Gegenwart befinden. Nur, dass ich dort jegliche Kontrolle über das Geschehen verloren habe. Stell dir vor, du wirst jedes Mal, immer und immer wieder hingerichtet, physisch aber auch psychisch, und es fühlt sich so echt an, dass dir erst nach dem Aufwachen bewusst wird, dass es surreal war. Ich werde zwar nicht wirklich hingerichtet, aber es kratzt an meiner Psyche. Jede Nacht fügt es ihr tiefe Wunden zu.«

»Ich weiß, wie es sich anfühlt.« Mit einem Mal legte sich ein kalter und distanzierter Klang über seine Stimme, so, als betrat er gerade eine andere Welt und würde sich nicht mehr im Hier aufhalten.

Erschrocken über den unerwarteten Tonfall, prüfte ich seine Mimik. Alle Emotionen, die in seiner Miene gelegen hatten, waren verschwunden und von mitfühlenden oder gar verständnisvollen Zügen war nichts mehr übrig.

Alles war fort. Er war fort.

»Was ist passiert?« Die von mir unüberlegt gestellte Frage überraschte selbst mich.

Wir tauschten die Rollen. Der Moment war gekommen, an dem ich etwas über ihn erfahren wollte, auch wenn es sich um die tiefsten Abgründe seiner Lebensgeschichte drehte.

Meine kannte er immerhin.

Sich räuspernd und schwer schluckend starrte er geistesabwesend auf den großen Kleiderschrank gegenüber. Ich schenkte ihm alle Zeit der Welt, sich dazu durchzuringen, sich mir anzuvertrauen.

Wir schwiegen, bis er zu mir herübersah.

Mir versetzte sein tief sitzender Schmerz, der in seinen Augen abzulesen war, einen Stich.

Toivo leckte sich über die Lippen und rutschte an die Wand, an der sein Bett stand. Seinen Rücken dagegen lehnend, wanderte sein Blick zu einem der wenigen Bilder, die die Wände schmückten. *Bamberg.*

»Dort habe ich damals gelebt.« Er nickte zu dem Bild, welches die Stadtkarte zeigte. »Mit meiner Mutter und meinem Vater.«

Stille.

Aufmerksam lehnte ich mich neben ihn an die Wand. Dann nahm ich sein Profil näher unter die Lupe.

Einzelne Haare, die ihm bis zu den dunklen, vollen Augenbrauen über der Stirn hingen, standen kurz ab und sein leicht nach innen geschwungenes Nasenbein betonte seine etwas hochstehende Nasenspitze. Die Lippen wirkten weich, aber nicht unbedingt voll.

Von vorn hatte er dadurch ein schönes, angenehmes Lächeln, welches seine weißen Zähne unterstrich.

Die Stupsnase jedoch durchbrach das sonst so markant wirkende Gesicht mit den starken Wangenknochen.

Niedlich, war mein erster Gedanke.

»Die Beziehung zu meinem Vater war immer schon besser gewesen als die zu meiner Mutter«, fuhr er fort und korrigierte sich danach, um Missverständnisse aus dem Weg zu räumen. »Nicht, dass ich kein gutes Verhältnis zu meiner Mutter htte. Es war auch super. Alles war super. Typisches Familienleben, weißt du?«

Er war so konzentriert und ernst, dass ich seine gerunzelte Stirn und die dadurch leicht vorstehenden Augenbrauen ausmachen konnte.

»Meine Mutter war früher sehr fleißig gewesen, war viel unterwegs und somit nicht so oft zu Hause wie mein

Vater. Es war alles immer perfekt, wir haben uns alle so gut verstanden, wie es eben sein soll.« Wieder leckte er sich über die Lippen.

Aber danach folgte nichts mehr.

»Was ist passiert, Toivo?«, hakte ich vorsichtig nach.

Auf keinen Fall wollte ich den Anschein erwecken, ihn zu drängen und so genau das Gegenteil, nämlich sein Schweigen, zu bezwecken.

War es nun an der Zeit, ihn in den Arm zu nehmen oder beistehend seine Hand zu nehmen? Würde es das sein, was er sich wünschte?

Ich entschied mich dagegen, rückte aber etwas näher an ihn heran, so, dass sich unsere Oberschenkel berührten.

Daraufhin lösten sich seine Augen von dem kleinen, rechteckigen Bild und warfen der Berührung einen raschen Blick zu.

Die Hände lagen bewegungslos und schlapp auf seinen Beinen.

»Als ich zehn Jahre alt und meine Mutter arbeiten war, kam meinem Vater der Einfall eines Ausflugs. Nicht weit weg, wir wollten nur eine Stadt weiter, um im Stadtpark spazieren zu gehen und uns danach bei McDonalds ein Eis zu holen.« In glücklichen Erinnerungen schwelgend, lachte er leicht auf.

Der Schmerz in dem Lachen war dennoch nicht zu leugnen.

»Das taten wir damals fast jeden Samstag. Nicht den Ausflug, aber das Besorgen des Eises. Dort gab es das beste Eis. Und er liebte es auch. Das ist fast alles, voran ich mich erinnern kann. Eine der wenigen Erinnerungen, die mir blieb. Und diese verblasst auch allmählich.«

»Wo ist dein Vater jetzt?«

Ich war erstaunt darüber, wie gut er sich und seine Emotionen im Griff hatte.

»Ich weiß nicht genau. Kommt drauf an, woran man glaubt.«

Verwundert drehte ich meinen Kopf wieder zu ihm.

»Wie meinst du das?« Verärgert über die Dummheit dieser Frage, deren Antwort offensichtlich auf der Hand lag, ohrfeigte ich mich innerlich.

Toivo zuckte mit den Achseln. »Himmel, Hölle, bei seinen bereits verstorbenen Geliebten, einfach vergraben unter der Erde. Kann man sich aussuchen. Auf jeden Fall ist er an einem Ort, an dem ich für eine lange Zeit auch sein wollte.«

Die Offenheit, die er mir entgegenbrachte, rührte mich.

Unerwartet und einfach intuitiv, ohne es davor wirklich gewollt zu haben, legte ich meine Hand auf seine. Sie war warm. Angenehm warm.

»Tut mir so unendlich leid«, waren die einzigen Worte, die ich hervorpressen konnte.

Stimmt, ich habe nie einen Gedanken daran verschwendet, wo sein Vater jetzt war, während er mit seiner Mutter und ihrem Freund hier lebt.

»Passiert ist es auf dem Heimweg von unserem letzten Ausflug. Uns krachte seitlich ein anderes Auto direkt in die Fahrerseite. Das ist eine Erinnerung, die ich niemals vergessen werde. Als sei mein Gehirn damit gebrandmarkt. Und doch ist es die, die ich am dringendsten verblassen lassen will. Ich kann mich noch genau an das Blut erinnern, das überall verteilt im Vorderraum des Wagens klebte. Sein Blut klebte an meinen Sachen, und während er verblutete, bat er mich, ihm zu schwören, auf meine Mutter aufzupassen, wenn er nicht mehr da ist. Es war schrecklich. Das Einzige, was ich tat, war dazusitzen, ihn anzustarren. Der Schock. Und als der Rettungsdienst eintraf, war es bereits zu spät. Gestorben an inneren Quetschungen und dem hohen Blutverlust, der der Eisenstange zuzuschreiben war, die in seinem Knie steckte. Ich war auch verletzt, aber nicht so wie er.«

Deshalb die Narbe an seiner Stirn. Vom Unfall.

Sie erinnerte ihn an den schlimmsten Tag in seinem Leben. Der Tag, an dem er wohl den größten und schmerzhaftesten Verlust seines Lebens verkraften musste.

»Hat denn niemand geholfen?«

»Natürlich haben sie es versucht, aber die Leute haben ihn nicht aus dem Sitz bekommen. Und er konnte sich nicht wirklich bewegen. Er wusste, dass er es nicht schaffen wird.« Behutsam fädelte er die Kette, deren Anhänger unter seinem T-Shirt verborgen war, aus seinem V-Ausschnitt und hielt das kleine Kreuz in den Händen. »Die hat er mir gegeben.«

»Nach dem Unfall?«, flüsterte ich schockiert über den Schicksalsschlag.

»Korrekt. Es war sein Glücksbringer. Er hatte mir erklärt, dass der Glücksbringer wie eine Sanduhr funktionierte. Bloß kann man eben nicht selber erkennen, wann all der Sand durchgesickert ist. Das ist nur für die bestimmt, die über uns wachen. Seine Sanduhr war abgelaufen. Und mit der Übergabe hatte er gemeint, sorge er nun dafür, dass sie ganz langsam für mich abläuft. Er wird bald derjenige sein, der über mich wacht.« Toivo verrenkte seinen Kopf so weit, dass er aus dem Fenster hätte blicken können, wenn das schwarze Rollo es nicht verhindern würde.

Die einsetzende Stille löste keine unbehagliche Stimmung aus. Sie war absolut angebracht, als würden unser beider Gedanken zu seinem Vater schweifen, der einst durch den Autounfall sein Leben ließ.

Im Jetzt waren wir mental miteinander verbunden.

»Mit ihm starb auch ein Teil in mir. Anfangs verfluchte ich diese Kette. Ich wollte, dass der unsichtbare Sand so schnell wie möglich in den unteren Teil rieselte. Und meine Mutter …« Behutsam verstaute er die Kette wieder unter seinem Oberteil und zupfte es zurecht.

Ich lauschte nur. Meine Aufmerksamkeit und selbst meine Gedanken gehörten nur ihm. Erst jetzt wurde mir bewusst, wie fokussiert ich auf mein Gegenüber gewesen war, sodass ich dadurch kurz meine eigenen Probleme vergessen hatte.

Es fühlte sich so befreiend an.

»Meine Mutter litt stark. So stark, dass sie für sich den einzigen Ausweg im Alkohol fand. Sie wurde zur Alkoholikerin und ich schnell erwachsen, weil ich erfuhr, wie es ist, sich um die eigene Mutter sorgen zu müssen. Ich, geplagt von Albträumen, in denen ich meinen Vater jede Nacht aufs Neue neben mir sterben sah, und sie geplagt von Schuldgefühlen, nicht dabei gewesen zu sein, und Sehnsüchten, ihren Mann noch ein einziges Mal in die Augen blicken zu können, in die sie sich damals so schrecklich verliebt hatte. So hatten wir beide einen ordentlichen Knacks weg. Irgendwann trank sie so häufig, dass selbst die Lehrer in meiner Schule auf meine Verhaltensänderungen aufmerksam wurden. Die wussten selbstverständlich, was für eine schwere Zeit wir durchmachten, und stellten schlussendlich die größten Bemühungen an, mir und auch ihr entsprechende Hilfe zu besorgen. Das war nicht selbstverständlich.«

»Du warst so jung …«, flüsterte ich fassungslos.

»Es war nicht leicht für sie, als eine Lehrerin eines Tages einfach vor unserer Haustür aufkreuzte. Du musst wissen, ihre Freunde konnten nicht zu ihr durchdringen, aber als dann eine Autoritätsperson vor ihr stand und sich nicht, allein schon für das Wohl ihres Sohnes, abschütteln ließ, öffnete das ihr die Augen. Wir begaben uns beide in Therapie.«

Tief atmete er ein und aus. »Mein Tick, Folge des Traumas. Als ich jünger war, war es noch schlimmer. Und unter einer posttraumatischen Belastungsstörung, die sich in Flashbacks, Schlaflosigkeit, weil ich nicht schlafen wollte, und Teilnahmslosigkeit äußerte, litt ich jahrelang. Mit der Zeit und einer passenden Behandlung flachte sie ab, doch die Albträume sind nie ganz verschwunden.« Beinahe machte es den Eindruck, als würde er zu sich selber sprechen.

»Was brachte euch später dazu, hierher nach Norwegen zu ziehen?«, nahm ich nun den Versuch in Angriff, ihn vorsichtig wieder in die Gegenwart zu holen.

»Nachdem sie die Therapie erfolgreich abgeschlossen hatte, packte sie der Wunsch nach einem Neuanfang. Neue Stadt, neue Freunde, neue Arbeit, neues Selbst. Zuzusehen wie sie wieder in alter Form aufblühte und heilte, machte mich sehr glücklich, vor allem, weil sie es hauptsächlich für mich tat. Ich war ihr Antrieb, ihre Hoffnung und ihr Halt.« Er schloss die Augen und lächelte sanft.

»Kennst du die Bedeutung meines Namens?«, fragte er mich und neigte den Kopf, immer noch leicht an die Wand gelehnt, zu mir.

Ich verneinte und hatte wirklich keinen blassen Schimmer. Nicht einmal erahnen konnte ich es.

»Hoffnung«, offenbarte er ironisch schmunzelnd.

»Vielleicht gefiel mir dein Name deshalb von Anfang an so sehr«, räumte ich ein.

Das war keine Lüge. Für mich klang der Name Toivo außergewöhnlich und besonders. Und nun, nachdem ich einen Blick in seine aufwühlende Vergangenheit werfen durfte, konnte ich guten Gewissens sagen, dass der Name ihm ausgesprochen gut stand.

»Danke.« Unsere Blicke trafen sich, und die Leere, die einst ihn seinem zu finden war, schwand. Ich glaubte sogar, ein kleines Leuchten in seinen Augen zu finden.

»Warum Norwegen?« Neugierig, mehr über sein Leben zu erfahren, zog ich die Knie zu meiner Brust heran und stützte meinen Kopf seitlich auf ihnen ab, um ihn weiterhin ansehen zu können. Auch er unterbrach den intensiven Blickkontakt nicht. Mit der Zeit nahm ich nicht mal mehr bewusst Notiz von dem Augenblinzeln.

»Also beschloss sie ihr altes Leben in Deutschland hinter sich zu lassen und in das Land auszuwandern, welches sie als Kind mehrmals jährlich mit ihren Eltern besucht hatte, bevor diese sich trennten. Wie in einer zweiten Heimat verbrachten sie hier ihre Urlaube bei den Eltern ihres Vaters, die von hier stammten. Aus diesem Grund kannte sie die Sprache. Ihr Vater hatte sich damals dafür eingesetzt, ihr Norwegisch beizubringen, weil auch dieser von Norwegen angezogen wurde, aber nie den Mut gefasst hatte, herzuziehen. Hier hat sie dann vor etwa zwei Jahren Patrick kennengelernt. Es ging alles ziemlich schnell. Ich gehe davon aus, sie wollte einfach keine Zeit verlieren und war dankbar, jemanden gefunden zu haben, bei dem sie sich wieder fallen lassen und wohlfühlen konnte«, beendete er die Geschichte vor Müdigkeit gähnend.

Sprachlos öffnete ich leicht den Mund, doch brachte keine Worte heraus. Ich fand keine Buchstaben dafür, um zu beschreiben, was ich dachte.

Voller Respekt, dankbar und schockiert war ich nicht imstande, Laute jeglicher Art von mir zu geben.

»Ist okay, wenn du überwältigt bist, aber ich denke, es war nur fair, dir mehr von mir zu erzählen. Ich vermeide es, über meine Vergangenheit zu sprechen, aber sie ist eben ein Teil von mir, prägte mich und machte mich zu dem, der ich jetzt bin. Außerdem war es der richtige Zeitpunkt.« Wieder gähnte er und steckte mich damit an. Ein Blick zu seinem Wecker verriet mir, dass wir bereits 01:30 Uhr hatten.

Kämpfe gegen die Müdigkeit an. Du darfst nicht einschlafen und an den Ort zurückkehren, den auszublenden du gerade noch so schön fähig warst.

»Du und deine Mutter, ihr seid wirklich stark. Ich meine wirklich, wirklich stark. Ihr beide habt es verdient, glücklich zu sein«, schenkte ich ihnen endlich meine größte Anerkennung.

Die Gänsehaut, die die Geschichte mir immer noch bescherte, umhüllte meinen ganzen Körper und ließ mich frösteln.

Kalt war mir zum Glück nicht mehr. Im Gegenteil.

Meine Wangen schienen vor Hitze zu glühen und meine Hand schwitzte, die nach wie vor auf der von Toivo ruhte.

Die sanfte Berührung machte ihm scheinbar nichts aus, denn seine Hand hatte sich seither nicht mehr geregt.

»Ich hoffe, ich konnte meine Vertrauenswürdigkeit nun ein bisschen unterstreichen.« Mit einem liebevollen Blick strich er sich wieder durch die Haare und fuhr sich dabei über die Narbe, die trotz seines hellen Hauttyps sehr sichtbar war.

»Meine Haare trage ich übrigens so, weil ich es mag, und nicht nur mit der Absicht, die Narbe zu verdecken«, erklärte er mit scherzendem Unterton. Verblüfft über seine Fähigkeit, die Situation herunterzuspielen, antwortete ich mit einem verständnisvollen Lächeln. Für Scherze war definitiv die falsche Zeit. Keineswegs wollte ich etwas Falsches oder Verletzendes sagen und es im Nachhinein bitter bereuen müssen.

Meine Müdigkeit begann sich auf alle möglichen Körperfunktionen auszuwirken und diese lahmzulegen. Das Lächeln benötigte größte Bemühung.

Meine Mundwinkel waren schwer wie Blei, ebenso meine Augen und alles andere, was der Versuchung widerstand, meinen Oberkörper nicht jeden Moment seitlich wegkippen zu lassen.

»Wahrscheinlich ist der Zeitpunkt gekommen, an dem wir uns beide aufs Ohr hauen sollten. Ich bin unfassbar müde.«

Nein, schrie es in mir. *Alles, aber nur nicht schlafen und nach Hause gehen.*

Sobald die Stille und Dunkelheit über mich kehren würden, würden meine Gedanken wieder zum Leben erwachen. Einhergehend mit dem Geflecht aus Verzweiflung, Angst und Machtlosigkeit, welches ich mühevoll zu entwirren versuchen würde.

»Dann mach ich mich mal auf den Weg nach Hause«, sagte ich stattdessen und rutschte nach vorn zur Bettkante, um mich vom Bett zu heben.

»Warte!« Er zögerte und griff nach meinem Handgelenk, kurz bevor ich mich aufrichtete.

Mein Herz setzte kurz aus und meine Wangen brannten. Rote Flecken mussten sich auf ihnen gebildet haben.

»Bleib hier«, schlug er raunend vor. »Natürlich nur, wenn du willst.«

Überrumpelt von dem Angebot hielt ich in meiner Bewegung inne, kehrte ihm aber weiterhin den Rücken zu.

»Liebend gern«, bestätigte ich befreit.

Erleichterung stieg in mir hoch, nicht für mich allein sein und so in meinem eigenen Verstand ertrinken zu müssen.

Nervös räuspernd stellte ich fest, dass sein kleines Bett nur eine Decke beherbergte. Ich stand nun vor ihm und senkte meinen Blick.

»Ich brauche auch keine Decke.«

Bescheiden wehrte ich mit einer Handbewegung die Vorstellung ab, er würde sie mir sicherlich überlassen.

Verlegen kratzte er sich am Hinterkopf. »Also ich denke, sie ist groß genug für uns beide.«

Es raschelte, als er zu seinem Kopfkissen krabbelte und sich seufzend darauf fallen ließ.

Nun klebten meine Augen an ihm und musterte den Jungen, der auf dem Rücken und beide Hände ineinander gefaltet an die Decke blickte.

Ich griff nach der Bettdecke, rutschte zu ihm hoch und breitete sie über unseren Körpern aus.

Dann sank mein Oberkörper neben seinen, Arm an Arm.

Der Platz reichte gerade so aus. Trotzdem spürte ich die Bettkante unter meinem rechten Oberarm, doch das war mir recht.

Alles war besser, als einsam in meinem Zimmer zu hocken.

»Machst du das Licht aus?«, forderte Toivo mich leise auf. Seine Stimme war so nah.

Schweigend folgte ich seinem Wunsch, und während ich mich zum Nachttisch beugte, raschelte es erneut.

Toivo hatte die Position gewechselt und lag nun, dem Rücken der Wand zugewandt, auf der Seite.

Auch ich tat dies in der Dunkelheit und lauschte seinem Atem.

Warm streifte er mein Ohr.

In mir kribbelte es.

Und auch die Dämonen in mir wurden zum Leben erweckt, als ich die Augen schloss.

»Hast du nicht auch Angst einzuschlafen?«, versuchte ich verzweifelt der anbahnenden Situation zu entgehen und ein neues Gespräch anzukurbeln.

»Nicht mehr. Meine Albträume sind keine mehr, denn sie sind zur Normalität geworden. Ich habe mich ihnen gestellt. Und das solltest du auch tun«, hauchte er mir gegen den Nacken, dessen Härchen sich aufstellten.

Und das solltest du auch tun, echote es in meinem Kopf. *Was mag das wohl bedeuten? Den Albträumen stellen …*

»Was meinst du damit?«, hakte ich grübelnd nach.

Zu spät.

Toivos schnaufte ruhig und rhythmisch durch die Nase ein und aus.

Sein zuckender Oberarm gab mir zusätzlich zu verstehen, dass er eingeschlafen war.

Gedankenverloren starrte ich in die Finsternis.

Draußen fegten weiterhin vereinzelte Böen durch die Straßen und brachten die ein oder andere Laterne zum Schwanken.

Beim aufmerksamen Lauschen bildete man sich ein, der Wind würde einem etwas zu wispern. Ganz leise und unverständlich. Wie eine warnende Stimme, die dem Jenseits entsprungen war.

Wahrscheinlich würde es wirklich das Vernünftigste sein, sich der Polizei anzuvertrauen. Auf diese Weise würde der Spuk hoffentlich ein Ende finden.

Ein winziger Hoffnungsschimmer flammte in mir auf. *Gleich morgen werde ich mich an die Polizei wenden.*

Dies war mein letzter Gedanke, als ich mich in das Land des Schreckens zurückbegab und zu hören glaubte, wie jemand die Tür gleich neben Toivos Zimmer aufschloss.

12

»Emma! Wach auch!« Jemand rüttelte so stark an mir, dass ich dachte, mich auf einem Rollercoaster zu befinden.

»Was ist denn los?«, brabbelte ich verschlafen und nahm noch in der gleichen Sekunde einen brennenden Geruch wahr.

Feuer!, schrie es in mir.

Als ich meine Augen aufriss, blickten diese in das vor Angst verzerrte Gesicht von Toivo.

»Wir müssen hier sofort raus, Emma!«, brüllte der Junge panisch und packte mich am Handgelenk, um mich aus dem Bett zu ziehen.

Wie in Trance betrachtete ich meine Umgebung und erkannte, dass die Flammen sich bereits so weit ausgebreitet hatten, dass ich kaum noch etwas anderes außer Toivo ausmachen konnte.

Um uns herum knisterte und polterte es.

Die Decke über uns drohte bald einzustürzen und uns unter sich zu begraben. Rauch breitete sich aggressiv aus und nahm alles in seinen Besitz.

»Los!« Unbändig zog er an mir und hustete stark.

Nun entdeckte ich auch die Wunde an seiner Stirn, aus der Blut rann und eine feine Linie entlang seiner Schläfe hinunter zu seiner Wange zeichnete.

Unter Schock stehend, nickte ich nur und setzte unsicher, aber schnell einen Fuß vor den anderen.

Zum Glück befand sich die Haustür genau neben dem Zimmer, aus dem wir eilten. Raus, in Sicherheit, falls man die kalte, düstere Nacht so bezeichnen wollte.

Plötzlich waren da Rufe, die aus der Tür drangen, die sich gegenüber mir und Toivo befand.

Mit verkrampfter Miene fuhr ich herum, um mich zu vergewissern, dass wir die Stimme beide wahrgenommen hatten.

Toivo nickte, noch bevor es kurz über uns knackte und drei große Holzbalken seinen Körper zu Boden zwangen.

»Nein, Toivo!«, kreischte ich auf. Der Qualm trieb mir Tränen in die Augen. Der Ruß füllte wie hauchdünnes Papier meinen Mund und setzte sich in meinen Nasenlöchern und Augen fest. Doch ich blendete die Schmerzen aus.

»Ich hol dich da raus!« Hilflos trat, schüttelte und schlug ich gegen die viel zu schweren Balken und verschwendete all meine verbliebene Atemluft, bis mir schummrig wurde und mein Körper ins Wanken geriet.

»Es tut mir so leid, Toivo!« Schuldgefühle zerrissen mich von innen, doch ich war machtlos.

Da fiel mir die Stimme hinter der Tür wieder ein. Also drückte ich mir den Ärmel meines Pullovers gegen Mund und Nase und stolperte los.

»Ich komme!«, versprach ich der Person und drückte die Klinke hinunter. »Bin schon da!«

Doch die Tür bewegte sich keinen Zentimeter.

Nein, nein, nein! Das kann nicht wahr sein.

»Bitte!« Flehend schlug ich gegen das Holz und verlor neben meiner Stimme und der Fähigkeit, einen klaren Gedanken zu fassen, obendrauf meine Kraft und beinahe mein Bewusstsein.

»Ich … ich«, verschluckte ich mich. Begleitet von einem Würgen, glitt ich auf die Knie.

Erschöpft schloss ich meine Augen. Wie ein Häufchen Elend hockte ich vor der Tür, die sich nicht öffnen ließ.

Komm schon, Emma, ein letztes Mal.

Tief einatmend, einen letzten Funken an Energie inhalierend, drückte ich die Klinke herunter und stieß mich gegen die Tür.

»Hilfe, ich bin hier unten!«, bettelte meine heisere Stimme um Unterstützung.

Dieser Wunsch wurde scheinbar erhört und so fiel die Tür vor mir aus ihren Angeln und samt mir eine knackende Treppe hinunter.

In eine Finsternis, die von dem Feuer noch unberührt war.

Mit stockendem Atem prallte ich auf einem verstaubten Boden auf.

Mein Körper fühlte sich wie gelähmt an, doch ich verspürte keinerlei Schmerz. Ich rieb mir den Ruß aus den Augen und drehte mich müde auf die Seite.

Hier muss doch irgendwo ein Lichtschalter sein.

»Hier, ich kann mich nicht bewegen«, flüsterte die Person.

Blind tastete ich mich krabbelnd vorwärts, bis ich eine Wand erreichte, an der ich mich aufrichtete.

»Wo? Sprich weiter, sonst finde ich dich nicht«, bat ich und blinzelte.

Irgendwann mussten sich meine Augen an die Dunkelheit gewöhnen.

Vergebens.

Entweder der Keller, den ich schleichend durchquerte, besaß keine Fenster oder sie waren so verschmutzt, dass sie das schwache Mondlicht nicht hereinließen.

Seltsamerweise erhielt ich keine Antwort mehr.

»Hallo?«, krächzte ich.

Das Einzige, was ich erhielt, war das Echo meiner eigenen Stimme, das mich denken ließ, mich in einem riesigen Raum zu befinden.

So würde ich kaum jemanden aus einem brennenden Haus ziehen können.

Apropos brennendes Haus.

Ich hielt die Luft an, die hier unten so klar erschien wie während einer erfrischenden Winternacht. Über mir ertönte kein einziges Geräusch mehr. Als wäre das Feuer erloschen.

Unerwartet umschlang eine fremde Hand die meine und krallte sich in meine Haut.

Zu erschrocken, um einen Ton von mir zu geben, schlug ich ins Leere und ruderte mit den Armen nach hinten.

Hart landete ich auf meinem Rücken und gab ein gequältes Zischen von mir.

»Es wird doch sowieso passieren.«

»Was wird passieren?«, fragte ich schaudernd.

»Wehre dich nicht.«

»Wogegen?«, brüllte ich zitternd.

Orientierungslos sprang ich auf, drehte mich mehrmals konfus um die eigene Achse und rannte los.

Ich sprintete ins Nichts. Vor Angst. Aus Frust.

Und das Schlimmste war wohl der nicht enden wollende Raum.

Egal, ob ich an Tempo zulegte oder die Richtung wechselte, ich gelangte an kein Ziel. Dies existierte eigentlich auch gar nicht.

Ich wusste nicht einmal mehr, ob ich nun nach rechts, links oder doch wieder geradeaus irrte.

Ich nahm mir ein Herz und sprintete noch schneller.

Und rannte schmerzhaft gegen eine Wand.

Vielleicht war der Raum doch nicht so groß wie angenommen.

Oder liege ich noch bedeckt von dem Schutt in Toivos Haus und träume gerade wieder? Ist das eine weitere Illusion, die mir den Verstand rauben möchte?

Verloren schloss ich die Augen, horchte in mich und stutzte, als ein kalter Luftzug meine nackten Füße streifte.

Daraufhin senkte ich meinen Kopf und entdeckte einen kleinen Spalt, unter dem kaum sichtbar Licht durchschimmerte.

Ein Poltern und Zischen setzte wieder ein, und auch, wenn mir die Lage nicht ermöglichte, es zu sehen, spürte ich die stickige, schwere Luft, die mich umhüllte.

Alles geschah so unvorhersehbar, dass ich befürchtete, meine Sinne hätten mich verlassen.

Hoffnung schöpfend, tastete ich das Holz ab und fing mir einen Splitter ein, der sich tief unter meinen Nagel bohrte.

Vorsichtiger tastend folgten meine Finger einem Scharnier, fuhren erneut über Holz und stoppten bei einer weiteren Erhebung.

Ein Türknauf!

Vor Freude fast aufquieckend, drehte ich ihn und stellte voller Euphorie fest, dass sich die Tür tatsächlich öffnen ließ. Aber mein aufkeimender Optimismus schwand schnell, denn vor mir lag eine Holzhütte, in der einzig und allein ein Kerzenlicht flackerte.

Auch musste ich an Toivo denken, dem ich nicht helfen konnte.

Bevor ich den gierigen Flammen ebenso zum Opfer fallen konnte, tauchten meine Fußsohlen in den Schnee ein.

Nachdem ich mich wenige Meter von dem Haus entfernt hatte, wandte ich mich diesem zu und zuckte heftig zusammen.

Das Einfamilienhaus sackte in sich zusammen, hinterließ einen großen Berg aus Schutt und Asche, unter dem nun Toivo, seine Mutter und Patrick lagen. Im schlimmsten Fall noch lebendig nach Luft ringend und qualvoll sterbend.

Völlig am Ende meiner Nerven, dennoch entschlossen, stürzte ich auf die kleine Hütte zu, deren Äußeres einem Häuschen aus einem Horrorfilm ähnelte.

Horror. Genau das war es hier.

Emma, du träumst. Wie sonst könnte ein solches Gebäude plötzlich vor dir liegen, wobei du doch gerade erst aus einem gigantischen Keller entflohen bist?

Ich schlug mir mit den geballten Fäusten gegen die Schläfen. »Wach auf!«

Beim Aussprechen dieser zwei Worte öffnete sich quietschend die Tür der Hütte.

Alles in mir sträubte sich, über die Türschwelle zu treten.

Und genau das brauchte ich auch nicht, denn eine grausame Hand riss mich hart zu Boden in den kalten Schnee.

Wie gelähmt starrte ich in den Himmel, weder fähig meinen Kopf zu drehen noch zu blinzeln.

Ich wollte kreischen. Rennen. Zappeln.

Stattdessen lag ich mit ausgestreckten und steifen Gliedern im Schnee, als würde ich einen Schneeengel formen wollen.

Von Engeln allerdings fehlte jede Spur.

Der Teufel höchstpersönlich hockte neben mir, röchelte laut.

Langsam und voller Hingabe presste er ein Messer gegen meinen Brustkorb.

So groß die Überzeugung auch schien, sich in einem Albtraum zu befinden, handelte es sich hierbei um den schlimmsten Schmerz, den ich jemals verspürt hatte.

13

TOIVO

Ein Fluchen riss ihn aus dem Schlaf.

Zum Glück kein Albtraum diese Nacht.

Erst seit dem Leichenfund vor wenigen Tagen nahmen seine Albträume wieder zu. Immer fand er sich im total zerstörten Auto wieder. Seinen Vater auf dem Fahrersitz anstarrend, der ihn mit vor Panik und Schmerzen verzerrter Fratze anschaute und ihn hilflos anbrüllte, er solle doch Hilfe holen und nicht einfach herumsitzen und zusehen, wie er wegen IHM stirbt. Toivo konnte sogar spüren, wie die Spucke seines schreienden Vaters sein Gesicht traf und mit warmen Spritzern besprenkelte. Sosehr er es wollte, er konnte nichts tun, sich keinen Millimeter bewegen.

»Tu doch was! Wegen dir verrecke ich hier noch!«, brüllte ihm sein Vater vorwurfsvoll entgegen. An diesem Spruch erkannte er jedes Mal, dass ihm sein Unterbewusstsein einen Streich spielte. Sein Vater hätte in seiner Gegenwart niemals derartige Wörter in den Mund genommen.

Früher noch hätte Toivo sich schlecht gefühlt und wirklich geglaubt, an den Phrasen seines Vaters könnte etwas dran sein. Dass er ihn hätte retten können.

Das konntest du aber nicht. Das konnten nicht einmal die hilfsbereiten Autofahrer noch der Rettungsdienst. Du bist an nichts schuld, und das weißt du ganz genau, redete er sich selber zu. *Dich trifft keine Schuld. Du warst erst zehn Jahre alt.*

Früher hätte er diesem Gedanken keineswegs Glauben geschenkt. Etwas, was sich mit den Jahren zum Positiven gewandelt hatte. Er verspürte keinerlei Schuld mehr und fühlte sich nicht wie ein Häufchen Elend.

Schlaftrunken öffnete er die Augen und kniff sie schnell wieder zusammen, als sie durch das helle Licht ein eindringliches Stechen erfahren hatten.

»Was zur Hölle?«, raunte er müde und schirmte seine Augen ab. Das Zimmerlicht sowie seine eingeschaltete Nachttischlampe schränkten sein Sehvermögen ein, bis er sich an die grelle Helligkeit gewöhnt hatte.

Toivo rollte sich auf die Seite und suchte seinen Besuch, der offenbar bereits hellwach war.

»Ich habe total vergessen, meine Eltern über meine Abwesenheit zu informieren!«, klagte Emma gestresst und wühlte hektisch in ihrem Rucksack herum.

Auf den Knien kehrte sie ihm den Rücken zu und öffnete eine nach der anderen der kleinen Seitentaschen.

»Wieso zum Himmel hat dein Rucksack so viele Verstaumöglichkeiten? Hattest du vor, nach Timbuktu auszuwandern?«, nuschelte er.

Er war kein Morgenmensch. Und dann auch noch in einer solch angespannten, fast schon elektrisierten Atmosphäre. Schnaufend fiel er zurück aufs Kopfkissen und schloss erneut die Augen.

»In dem Rucksack ist kaum etwas drin. Ich weiß nur nicht mehr, wo ich mein Handy in der Aufregung reingetan habe. Und nun fange ich an zu zweifeln, es überhaupt dabei zu haben«, stöhnte sie entnervt.

»Aber wofür denn die helle Beleuchtung? Ein Licht hätte gereicht«, knurrte er und schielte durch den kleinen Spalt zwischen Rollo und Fensterscheibe, um einen Blick aufs Wetter zu erhaschen.

Dummer Versuch. Er konnte rein gar nichts erkennen, außer, dass die Sonne bereits aufgegangen war.

»Erst habe ich nur das kleine Licht angemacht, doch ich dachte, durch das Große könnte ich mehr erkennen, du Morgenmuffel!«, zischte sie mit einem belustigten Unterton zurück.

Unerwartet nahm sie seine unausstehliche Art, die der Morgen mit sich brachte, auf die leichte Schulter.

Schulterzuckend erhob sie sich und starrte nachdenklich ins Nichts, bevor sie sich zu ihm umdrehte.

In ihrem zu großen Pullover, zerzausten Dutt und Jogginghose stand sie vor Toivo und machte einen alles andere als wachen Eindruck.

Doch als er ihr Gesicht genauer betrachtete, erschrak er fast. Kleine Schweißperlen glitzerten auf ihrer Stirn und die roten Flecke, die sich in ihrem Gesicht verteilten, nahmen rasend schnell immer mehr Platz ein.

»Ist das hier denn überhaupt echt?«, fragte sie und setzte sich aufs Bett.

Entmutigt ließ sie die Schultern nach vorn sacken.

Die Decke, welche Emma weggerissen hatte, bedeckte nur noch Toivos nackte Füße. »Wieso sollte das nicht echt sein, Emma?« Verdutzt richtete er sich auf.

Sie rollte mit den Augen. Nicht, weil sie genervt war, denn das traf Toivos Meinung nach nicht zu. Vielmehr versuchte Emma die Tränen zu unterdrücken.

»Bin ich überhaupt bei dir? Fehlt mein Handy wirklich? Lauert nicht hinter der nächsten Ecke ein kaltblütiger Mörder auf mich, um mir die Brust aufzuschlitzen?«, begann sie zu stammeln.

Toivo stand auf dem Schlauch. »Selbstverständlich ist das hier real.« Er überlegte kurz und legte dann vorsichtig eine Hand auf ihre Schulter. »Du bist bei mir und dir wird nichts passieren.«

Emma blickte auf. Ihre müden Augen fixierten ihn.

»Du hattest wieder einen Albtraum, oder?«

»Auch dort befand ich mich bei dir. Aber es hat alles angefangen zu brennen. Ich meine, euer Haus. Und bei dem Versuch, den Flammen zu entkommen, brach die Decke über dir ein. Irgendwann war ich draußen, unfähig mich zu bewegen.« Sanft legte sie ihre Wange in seine Hand und schloss die Lider. »Ich bin so verwirrt, Toivo.«

»Und ich würde dir diese Last liebend gern abnehmen, aber ich weiß nicht wie.«

»Lass uns erst einmal aufstehen, okay? Es war einfach ein doofer Traum. Ich lebe im Hier und Jetzt, und diese Gegenwart ist die Realität.« Eher wenig überzeugt von ihren eigenen Worten sprach sie diese wie ein Mantra aus. Sie rappelte sich auf, schüttelte sich und legte eine zufriedenere Miene auf.

Wie sie will.

»Möchtest du etwas essen?«, fragte er.

Emma nickte.

»Gut, dann gehen wir jetzt etwas Frühstücken.« Er hievte sich an ihr vorbei aus dem Bett und begab sich barfuß in die Küche, gefolgt von dem Mädchen mit den erdbeerblonden Haaren und Sommersprossen auf Nase und Stirn.

Zum ersten Mal war ihm gestern aufgefallen, während der tiefen Blicke, die sie ausgetauscht hatten, dass ihre Augen nicht nur tiefblau waren, sondern am Rande der Iris auch grün schimmerten.

Überraschenderweise hatte es sich ausgesprochen gut angefühlt, ihr den Teil seiner Vergangenheit nahezubringen, den er eine Zeit lang am liebsten vor jedem hätte verschweigen wollen. Sogar vor sich selber. Aus Selbstschutz, um nicht wieder in das schwarze, betäubende Loch zu fallen.

Mit der Zeit jedoch hatte er begonnen, das Geschehene zu akzeptieren, sich nicht die Schuld an allem zu geben und den Dämonen, mit denen seine Seele zuvor gerungen hatte, keinen Platz mehr zu schenken.

Sie waren Geschichte, sollten kein Teil mehr von ihm sein, den er verabscheute. Sie sollten zu einer Einheit verschmelzen, mit dem Teil in ihm, den er heute sein Selbst, sein *Sein* nennen konnte. Es gab nicht länger einen bösen Teil in ihm, der ihn in der Vergangenheit, in dem Auto, neben seinem sterbenden Vater, festhielt.

Auch die mittlerweile selten auftretenden Albträume waren sein Selbst, kein Akt seiner Dämonen. Die existierten nicht mehr, und diese Erkenntnis hatte ihn jede Menge Zeit und Kraft gekostet, denn es gab immer etwas, wofür es sich zu kämpfen lohnte.

Stolz konnte er behaupten, es geschafft zu haben.

»Möchtest du auch einen Tee?«

»Nein, danke. Nach dem Essen muss ich definitiv schleunigst nach Hause. Mein Handy liegt vermutlich dort irgendwo im Flur auf der Kommode und meine Eltern werden mich köpfen, wenn ich das Heimkommen noch unnötig in die Länge ziehe«, winkte sie ab. »Und das kann ich ganz und gar nicht gebrauchen. Zumindest nicht im Moment.«

Verständlich, wenn man mehrmals in Folge davon geträumt hatte, umgebracht zu werden, und das Gefühl in sich trägt, obendrein auch noch verfolgt zu werden.

Trotzdem erweckte Emma gerade einen weniger erschöpften Eindruck. Die tiefen und dunklen Krater unter ihren Augen mal ganz ausgenommen.

»Fühlst du dich jetzt etwas besser?«, wollte er wissen, ohne direkt auf ihre Albträume zu sprechen zu kommen. Keinesfalls wollte er sie direkt wieder in etwas hineinwerfen. Und ehrlicherweise überforderte selbst ihn die ganze Situation. Er hatte keine Ahnung, was dabei half, sie aufzumuntern.

Bei der Frage kaum verwunderlich.

Geschickt war er noch nie gewesen.

»Ich mache das Beste daraus. Immerhin habe ich keine Angst mehr, jede Sekunde von hinten attackiert zu werden.« Stolz, aber übertrieben streckte sie ihre Brust heraus, wie ein Hund, der gerade das erste Mal dem Herrchen ein Stöckchen vor die Füße gelegt hatte.

Toivo erkannte, dass sie die Sache mit Humor zu überspielen versuchte.

»Vielleicht sollte ich mir antrainieren, nicht mehr zu schlafen. So entgehe ich der Gefahr, in eine Zwickmühle zu geraten, in der ich Wahrheit nicht von Fiktion unterscheiden kann.« Kurz stutzte sie. »Oder noch besser. Was ist, wenn ich wirklich beginnen sollte, meine Träume zu dokumentieren und dann Stück für Stück zu analysieren und zu reflektieren? Womöglich finde ich so eine Antwort.« Sie quetschte sich in die kleine, unbequeme Sitzecke, deren braune Polsterung schon leicht verblichen war. Kleine Kratzer machten die Oberfläche rau, was wohl darauf zurückzuführen war, dass die Vorbesitzer eine Katze besessen hatten, die sich so verewigen wollte.

Mit dem Geruch von Tabak, der vor allem in der Küche wie ein Raumspray in der Luft hing und mit keinem anderen Duft zu übertrumpfen war, würde sich Toivo wohl nie arrangieren können.

Man konnte von Glück sprechen, dass Patrick nur in der Küche rauchte und auf die bösen Blicke seiner Mutter reagierte, wenn er wagte, sich heimlich auf dem Sofa im Wohnzimmer eine Zigarette anzuzünden. Vor allem in letzter Zeit, während er aufmerksamer als sonst die Nachrichten verfolgte.

Ein Wunder, dass Patrick überhaupt noch eine Stimme besitzt, bei dem vielen Rauch, der in seine Lungen gezogen wird.

»Emma, ich will dich nicht kränken, aber wahrscheinlich hat es gar nichts zu bedeuten. Ich möchte damit nicht sagen, dass du übertreibst, aber vielleicht ist es wirklich hilfreich, wenn du den Träumen nicht so viel Beachtung schenkst. Ich spreche da aus Erfahrung.«

»Ja, du hast vermutlich recht«, murmelte sie undeutlich und stützte immer noch betrübt ihr Kinn auf die ineinandersteckenden Finger, die Ellbogen auf dem Tisch abgesetzt.

»Da ist noch etwas …«, deutete sie zögernd an.

»Mhm?«

»Ich habe über deine Worte nachgedacht. Betreffend der Polizei, weißt du? Aber nun bin ich mir nicht mehr sicher, weil ich mir dumm vorkomme. Die Polizisten werden mir sicherlich genau das Gleiche raten, wie du. Und den Einbruch werde ich wohl auch kaum melden können, ohne Beweise.«

Der Toast sprang aus dem metallischen Gerät.

Mit gespitzten Fingern fischte Toivo die Brotscheiben aus dem surrenden Gerät, Emma den Rücken zugewandt, und ließ sie auf zwei Frühstücksbretter fallen.

»Aber du kannst es trotzdem versuchen! Schlimmeres, als eine Abfuhr zu erhalten und nach Hause geschickt zu werden, kann dir nicht geschehen.« Sorglos zuckte er mit den Schultern. »Was ist, wenn das exakt das ist, was du brauchst, damit du dich besser fühlst?«

»Würdest du mich begleiten? Ich kann ja nicht einmal Norwegisch und Gebärdensprache spreche ich genauso wenig. Ich kann mich also nicht verständlich machen.«

»Es wäre mir eine Ehre, dir als dein persönlicher Übersetzer zu dienen.« Er grinste, ohne dass Emma dieses Grinsen zu Gesicht bekam, weil er zur Küchenanrichte schaute und nach der Marmelade im Kühlschrank griff.

»Danke, ehrlich. Ich würde nur vorher noch kurz nach Hause gehen wollen. Ich brauche eine Dusche, dringend. Und trockene Socken.«

»Sollen wir uns irgendwo treffen?«, brachte er hervor, als er die Marmeladengläser auf den Tisch stellte und den Stuhl gegenüber dem Sitzplatz von Emma zurückschob. Es war der einzige Stuhl.

»An der Bushaltestelle, wenn es von dort aus möglich ist, zur Polizeistation zu gelangen.« Sie griff nach dem Messer, welches er ihr reichte und schraubte eines der Gläser auf.

»Ja, passt. Wir nehmen die, die gleich um die Ecke zwei Straßen weiter ist. 12:00 Uhr?«

Die über der Sitzecke hängende Uhr zeigte 10:30 Uhr.

Sie nickte zustimmend und biss gierig von ihrem Toast ab.

Ein Räuspern ließ Toivo wie ein aufgeschrecktes Reh die Ohren spitzen. Nicht des Räusperns, sondern der Quelle wegen.

Erschrocken schnellte sein Blick zum Türrahmen, in dem keine Tür verankert war.

Aus dem Augenwinkel nahm er wahr, wie Emma seinem Blick folgte.

»Was machst du denn hier?« Überrumpelt über die unerwartete Anwesenheit, blinzelte Toivo mehrmals verwirrt.

»Guten Morgen, ihr zwei. Ich hab heute frei, dachte, du wüsstest Bescheid.« Ihre Stimme war morgens noch tiefer, als sie es so schon war. Wenn man nicht hinschaute, könnte man meinen, diese Stimme gehörte einem Mann. Mit den Jahren hatte sie sich immer noch keinen Akzent angeeignet, im Gegensatz zu Patrick, dessen starker Akzent seine Herkunft sofort preisgab, wenn er Deutsch sprach. Eine große Präferenz seiner Mutter. Sie liebte seine Aussprache.

Mit hochgezogener Braue musterte sie Emma, deren Haare aussahen, als hätten beide eine wilde Nacht hinter sich gehabt.

Toivo gefiel, dass sie sich nicht darum scherte, so vor ihm auszusehen. Die meisten vermieden selbst ungeschminkt das Haus zu verlassen und Emma zeigte keinerlei Hemmungen darin, in zu großen Klamotten, mit tief sitzenden Augenringen und aufgerissenen Lippen vor ihm zu sitzen. Auch vereinzelnde Pickel versuchten sich ihren Weg an die Hautoberfläche ihres Gesichts zu bahnen.

Dies änderte nichts an der Attraktivität, die sie ausstrahlte.

Toivo war sicher gewesen, allein zu Hause zu sein. Seine Mutter war eigentlich früh außer Haus, Patrick meistens auch.

»Und Ihr wollt euch gleich wohin auf den Weg machen?«, fragte sie neugierig, versuchte dies aber mit einem gelassenen Tonfall zu überspielen. Seine Mutter strich sich die frisch gewaschenen Haare hinter die etwas abstehenden Ohren.

»Nur raus. Für unser Schulprojekt«, gab er knapp zurück.

Draußen schneite es nicht mehr und der Sturm war so weit abgeflaut, dass kaum noch Schnee in die Luft getragen wurde.

»Ach, für das Schulprojekt, von dem du erzählt hattest?« Misstrauisch formten sich ihre Augen zu Schlitzen. Dann winkte sie mit leicht hochgezogenen

Mundwinkeln ab. »Viel Spaß und passt auf euch auf. Ich verkrümmle mich gleich wieder in mein Arbeitszimmer, Patrick schläft noch. Er war zwar schon einmal auf, du kennst ihn ja, hat aber nach seiner Suchtbefriedigung beschlossen, sich erneut aufs Ohr zu hauen.« Mit einem Kuss auf die Stirn verabschiedete sie sich von Toivo und nickte Emma flüchtig zu. Das hatte seine Mutter schon seit geraumer Zeit nicht mehr getan. Vor allem nicht, wenn sie gar nicht die Absicht hatte, das Haus zu verlassen. Ihr plötzlich auftauchendes Bedürfnis nach Nähe zu ihrem Sohn war jedoch nach dem Unfall vor einigen Jahren nichts Neues.

Emma hob lächelnd die Hand und widmete sich wieder ihrem Essen.

Franziskas große Gestalt verschwand um die Ecke.

Mit stolzen 1,86 Metern war sie die Zweitgrößte in der Familie, zählte man Patrick mit seinen 1,94 Metern dazu. Toivo akzeptierte zwar seine Präsenz, sah ihn aber keineswegs als vertrautes Mitglied der Familie an. Zumindest noch nicht. Nach all den Jahren wusste er immer noch kaum etwas über den oftmals mürrischen, aber zeitgleich auch freundlichen Riesen. Nicht einmal seine Mutter war während ihrer Menstruation von solch starken Stimmungsschwankungen geplagt wie er.

Es war nicht zu übersehen, wann seine Mutter unter ihrer sie einmal im Monat heimsuchenden Plage litt, die sie mindestens einen Tag komplett außer Gefecht setzte. Auch die Süßigkeitenschublade im Wohnzimmer und wie schnell diese geleert wurde, sprach Bände. Und während sie alle 21 Tage wie ein großes Krümelmonster durch das Haus irrte, ständig auf der Suche nach etwas

Essbarem, benötigte Patrick lediglich seine Zigaretten. Toivo war sich sicher, wenn er nicht täglich bekocht werden würde, dann würde der Mann, der nur knapp unter dem Türrahmen durchpasste, schon längst nur noch aus Haut und Knochen bestehen.

Patricks noch nicht lange zurückliegender Aufenthalt in der Küche erklärte den noch stärkeren Geruch des Tabaks, der sich förmlich unaufhaltsam in ihre Nasen bohrte. Franziska hasste diesen Geruch abgöttisch, doch hatte nicht die Absicht, ihm vorzuschreiben, was er zu tun und zu lassen hatte, und nahm es widerwillig hin.

Dabei war sie es, die sich anhörte wie ein lebenslanger Kettenraucher.

Mit ihm hatte sie endlich wieder jemanden gefunden, den sie vertrauen und lieben konnte, trotz der Macken, die er aufwies. *Man sollte auch die Macken lieben lernen,* predigte sie Toivo, wenn er Verständnislosigkeit über die Hingabe zeigte, die sie für Patrick aufbrachte.

»Danke für das Frühstück, aber ich muss mich dringend auf den Weg machen. Meine Eltern drehen mir sonst komplett den Hals um. Ich weiß immer noch nicht, wie ich ihnen das alles erklären soll«, riss Emma ihn aus seiner Tagträumerei.

»Mhh«, grübelte er und verspeiste die letzte kleine Ecke seines knusprigen Toasts. »Sag einfach, du wolltest nicht allein sein. Ich bezweifle jedoch, dass du ihnen die ganze Geschichte verheimlichen kannst, wenn wir zur Polizei gehen. Spätestens dann musst du dich auch ihnen anvertrauen.«

Emma stöhnte auf. »Du hast vermutlich wieder mal recht. Ich werde beiden von allem erzählen, wenn wir später zurückgekehrt sind, sonst lassen die mich garantiert nicht mehr aus dem Haus. Oder noch besser, sie weisen mich gleich in eine Geistesanstalt ein. Und dir muss ich auf dem Weg auch noch von etwas erzählen. Ich gehe nämlich nicht davon aus, dass dir der Begriff Wahrträume bekannt ist«, bestimmte sie und zwängte sich aus der Sitzecke hervor. Sie blieb stehen und schaute ihn mit vor Sorgen in Falten gelegter Stirn an.

»Was ist?«

Ihre Zweifel standen ihr ins Gesicht geschrieben.

»Ich habe kein gutes Gefühl dabei«, offenbarte sie, während sie sich auf die Unterlippe biss.

Ein kleiner Riss in der Lippe begann zu bluten.

»Ich versichere dir, dass du dich danach besser fühlen wirst. Und wenn wir da sind, dann können wir immer noch umkehren, falls du dich schlussendlich doch dagegen entscheidest«, ermutigte er sie.

»Einverstanden.«

Nachdem Emma ihre dicken Wintersachen angelegt hatte, brachte er sie zur Tür.

»Heute wird alles gut«, bekräftigte er ein letztes Mal.

»Ich hoffe doch.« Mit diesen Worten entfernte sie sich von ihm und stiefelte mit hastigen Schritten durch den mehrere Zentimeter hohen Schnee.

Immerhin schneit es nicht mehr.

Trotzdem zog sich eine dunkelgraue Wolkendecke über den gesamten Himmel und die Straßen waren wie immer um diese Uhrzeit leer gefegt.

Vor Kälte zitternd, ließ Toivo die Tür zurück ins Schloss fallen. Stille umgab ihn und deshalb entschied er, das Radio anzuschalten, welches in der Küche stand.

Er war neugierig, ob es neue Informationen über den Fall, der die ganze Stadt in Atem hielt, zu berichten gab.

»… wie immer schalten wir jetzt, Viertel vor elf, zu meiner Kollegin durch, um die neusten Nachrichten zu erfahren.«

Kurze Pause.

»Sie alle warten gespannt auf Neuigkeiten über den unberechenbaren Waldkiller, doch bisher gibt es keine neuen Erkenntnisse. Da es der 19-jährigen Helena gelungen war, sich seinen Fängen zu entreißen, laufen die Ermittlungen auf Hochtouren. Die Hinweise, die das mutmaßliche Opfer der Polizei vorbrachte, verliefen bisher ins Leere, und der Ort, von dem das Mädchen fliehen konnte, gab leider keinerlei Auskünfte über den gewissenlosen Serienmörder. Es wird vermutet, dass das kleine Häuschen, in dem sie gefangen und gefesselt war, nicht auch Tatort der früheren Verbrechen war. Wir hoffen, alle bald wieder aufatmen zu können. Und nun zu erfreulicheren Neuigkeiten des…«

Unberechenbare Waldkiller. Toivo belächelte kopfschüttelnd den billig gewählten, irgendwie verharmlosenden Namen.

Er schenkte der Radiosprecherin keine weitere Beachtung und beschloss, vor seinem Aufbruch noch eine warme Dusche zu nehmen.

Bevor er sich mit Emma treffen würde, plante er noch einen kurzen Spaziergang zu unternehmen, bei dem es sich einfach um einen längeren Umweg zur Bushaltestelle handelte, an der sich beide treffen wollten.

Nach dem Unfall und der Zeit der Heilung und Verarbeitung hatte er die Natur lieben gelernt und betrachtete sie als seinen Zufluchtsort.

Besonders der Wald hatte es ihm angetan. Einst hatte er angefangen, sich darin so wohlzufühlen, dass er eine Zeit lang täglich Stunden damit verbrachte, durch die Wanderwege zu streifen, um seine Gedanken zu sortieren und das Gefühl von Freiheit und innerer Zufriedenheit aufsprudeln zu lassen. Er liebte es, von der Stille, fernab von jeglichem Trubel, umhüllt zu sein.

Doch in den eigenen vier Wänden störte es ihn. Denn dort schien die Ruhe unendlich laut und wühlte ihn innerlich auf.

Vor der Dusche stehend, entledigte er sich seiner Klamotten und stieg hinein, wo er das warme, angenehm auf der Haut prickelnde Wasser auf sich rieseln ließ.

Mit seinen großen Händen strich er sich die nassen Haare nach hinten und legte den Kopf in den Nacken.

Seine Gedanken wanderten zu Emma, die vermutlich gerade damit beschäftigt war, sich vor ihren Eltern zu rechtfertigen.

Schon beim ersten Aufeinandertreffen hatte ihm ihre etwas rauchige Stimme gefallen. Vielleicht auch, weil diese auf den ersten Blick nicht zu ihrem Erscheinungsbild passte. Klein und von sehr weiblicher Statur. Durch die etwas zu großen Oberteile, die sie trug, war es ihm nie gelungen, die Kurven ihres Körpers zu begutachten.

Schaum bedeckte nun seinen ganzen, für ihn zu dünnen Körper, dessen linke Schulter eine große Narbe zierte.

Behutsam fuhr er mit den Fingerspitzen über die schmale Einkerbung, die sie hinterlassen hatte.

Irgendwann würde er die Spur seiner Vergangenheit mit einem Tattoo überdecken. Nicht mit der Absicht, die Vergangenheit leugnen zu wollen, sondern um sie mit etwas Positiven in Verbindung zu bringen. Etwas, was ihn an seinen Vater erinnerte.

Eine Sanduhr.

Toivo drehte den Wasserhahn zu.

Er war kein Freund von langem Duschen.

Es wurde nur unnötig Wasser verschwendet und aufwärmen konnten ihn auch ein dicker Pullover und ein Tee.

Damit er nicht zu spät kam, beeilte er sich beim Anziehen seines liebsten jägergrünen Kapuzenpullovers und seiner schwarzen Jeans, welche er schon seit Jahren besaß, aber aus unerklärlichen Gründen nicht rauswuchs.

Langsam aber begann der Stoff zwischen seinen Oberschenkeln dünner zu werden, weshalb er sich gedanklich schon von ihr verabschiedet hatte.

Ein letztes Mal checkte er, ob er in jedem Raum das Licht ausgeknipst hatte und überprüfte das Vorhandensein des Handys in seiner Gesäßtasche, sowieso des Portemonnaies in seiner Jackentasche.

Als er, ohne sich von seiner Mutter zu verabschieden, über die Türschwelle in die Außenwelt trat, schlug ihm die Kälte ins Gesicht.

Seine Augen tränten und sein Hals schien von innen zu erfrieren, als er die kalte Luft einzog.

Wie er den Winter hasste.

Das einzig aufmunternde daran waren die schönen Landschaften. Der zugefrorene See, die mit Schnee überzogenen Tannen, die Eiszapfen, die von den Dächern ragten. Mit anzusehen, wie Kinder auf dem Eis ausrutschten und zu Boden plumpsten, bescherte ihm ebenfalls Freude. Allein bei dem Gedanken zuckten seine

Mundwinkel. Nicht, dass er sich über deren Schmerzen amüsierte, doch die Schadenfreude, die er empfand und die ihn jedes Mal zwang, losprusten zu müssen, war eben nicht zu leugnen.

Nach wenigen Metern bog er in eine kleine Seitengasse ein, um den Umweg über den kleinen, bewaldeten Gehweg etwas abseits der Wohngegend zu nehmen.

Immerhin blieben ihm noch ganze 30 Minuten, die er in vollen Zügen ausschöpfen wollte.

Sonnig würde es heute nicht mehr werden. Der dunkle, undurchlässige Schleier, der in der Luft lag, verhinderte das Durchdringen von Sonnenstrahlen, die gern den weißen Boden küssen würden.

Kurze Zeit später erreichte er den schmalen, von kleineren Tannen umgebenen Weg. Die kaum vorhandenen Fuß- und Fahrradreifenabdrücke wiesen darauf hin, dass dieser Weg wenig genutzt wurde. Eine Erklärung wäre die derzeitige Nachrichtenlage. Vor allem Frauen hielten sich fern von abgelegenen Wegen, und die meisten Einwohner dieser Kleinstadt benutzten sowieso entweder Auto oder Bus, um zur Arbeit in die nächstgelegene Stadt zu kommen.

Schnelle Schritte, die sich tief in den festen Schnee gruben, mischten sich unter den Gesang der Vögel. Aber nicht die von Toivo, der nun stehenblieb, als das Geräusch plötzlich verstummte.

Hinter ihm existierte weit und breit keine Abbiegemöglichkeit.

Weshalb hörten die Schritte auf?

Achselzuckend drehte er sich wieder um und setzte seinen Spaziergang fort.

Doch kurze Zeit später hörte er ein kaum vernehmliches Murmeln, gefolgt von so schnellen Schritten, dass er den schweren Atem der Person wahrnahm, die auf ihn zurannte.

»Was zur …?«, wunderte er sich noch, als ihn ein Schlag am Hinterkopf traf, ehe er sich der Gestalt zuwenden konnte.

Irritiert und mit einem schmerzhaften Ziehen im Kopf versuchte er das Gleichgewicht zu halten und herumzuwirbeln.

Dies blieb ihm aber verwehrt, denn rasch folgte ein Tritt in seine Kniekehle, die ihn zu Boden sinken ließ.

»Verdammte Sch…«, stieß er aus, doch ein Tritt gegen den Rücken ließ ihn verstummen.

Alles ging so schnell und geschah aus heiterem Himmel, dass er keine Chance zur Gegenwehr hatte.

Stattdessen schrie er auf.

Toivo spürte die harte Schuhsohle des Angreifers auf seinem Rücken, welche ihm komplett das Gleichgewicht entriss. Mit dem Gesicht vorweg fiel er in den Schnee. Es war so kalt, dass es sich so anfühlte, als würden kleine Nadeln in seine Haut eindringen.

Dennoch schaffte er es, sich auf den Rücken zu drehen.

Auf diese Reaktion erhielt er schnell eine Antwort.

Die Gestalt packte ihn grob an den Haaren und schlug ihm mehrmals mit der geballten Faust ins Gesicht.

Toivo versuchte sich aus dem kraftvollen Griff zu befreien, krallte sich am Unterarm des anderen fest, dessen großer Oberkörper über ihn gebeugt war, und versuchte hilflos nach diesem zu treten, trat aber ins Leere.

Panik überkam ihn und legte sich um seine Kehle.

Kein Wort brachte er heraus, außer dem Stöhnen, das ihm über die Lippen fuhr, wenn die harten Knöchel auf sein Gesicht trafen. Nase. Mund. Augen. Die Faust war überall.

Verzweifelt stemmte er die Füße in den Schnee, rutschte aber weg. Blut rann ihm aus der pochenden Nase und den aufgeplatzten Lippen. Schützend schob er seine Unterarme vor sich, um die Schläge abzuwehren.

»Aufhören«, krächzte er schmerzerfüllt.

Seine Gedanken rasten, genauso wie sein Herz.

Zitternd öffnete er die Augen, um den Angreifer zu identifizieren. Aber die tief sitzende Kapuze einer schwarzen Jacke verwehrte ihm dies.

Die große, in Schwarz gehüllte Gestalt ließ kurz von ihm ab.

Vor Qualen aufschreiend, schlug er auf den kalten Boden.

Er musste einen klaren Kopf bewahren. Kämpfte gegen das überwältigende Durcheinander in seinem Verstand an.

Irgendetwas war ihm aufgefallen.

Haare hingen ihm in den Augen und klebten an seiner verschwitzten Stirn. Aufstöhnend krümmte Toivo sich zur Seite und hustete stark. Damit brachte er seinen gesamten Körper zum Beben und eine weitere Welle von Schmerz breitete sich in seinem ganzen Körper aus.

»Stopp!« Er hob mühevoll einen Arm und streckte die Handfläche aus.

Doch der Angreifer fing an, erbarmungslos auf ihn einzutreten.

Ein Tritt in die Magengrube. Ein weiterer Tritt direkt in die Seite. Weitere Tritte gegen seine Knie, die Toivo schützend zu seiner Brust zog. Er schluchzte.

Tränen waren von dem Blut in seinem Gesicht nicht mehr zu unterscheiden. Sie vermischten sich zu einer nassen, klebrigen Masse.

Ihm war übel, doch der Schmerz hinderte ihn daran, sich zu übergeben. Er konnte kaum noch atmen.

In Embryonalstellung lag er im kalten Schnee, der sich nun durch das Blut rot färbte.

Aufhören, bitte aufhören!

Schwarze Punkte begannen vor seinem Sichtfeld zu tanzen und sich binnen von Sekunden zu vervielfachen.

Alles drehte sich, die körperlichen Qualen waren kaum noch zu ertragen. Würgend und hustend zugleich, spukte er Blut.

Ein letzter Tritt gegen die Schläfe und alles um ihn herum wurde schwarz.

Jemand hatte das Licht ausgeknipst und die Besinnung aus ihm herausgeprügelt.

14

»Hey Junge, kannst du mich hören?«, drang eine aus der Ferne klingende Stimme auf ihn ein.

Toivo wusste nicht, wo er war, noch, warum sein ganzer Körper schmerzte. Er wollte wieder einschlafen. Nichts von den pochenden Gliedmaßen spüren.

Aber jede seiner Fasern schrie nach Wasser, vor allem sein ausgetrockneter, nach Eisen schmeckender Mund.

Das letzte und einzige Mal, an das er sich erinnern konnte, in einem ähnlichen Zustand gewesen zu sein, war der Tag des Unfalls.

Er fror. Sein ganzer Körper schien in einem überdimensionalen Kühlfach zu stecken.

»Hallo?«, wurde die Stimme lauter, deutlicher, und nun war ihr auch die Freundlichkeit zu entnehmen, wozu er vor wenigen Sekunden noch nicht in der Lage gewesen war.

»Wasser«, krächzte er, bevor er überhaupt die Augen öffnen konnte.

Wenige Sekunden später versuchte er es. Millimeter für Millimeter.

Er gab seinen Augen Zeit, sich an das grelle Licht zu gewöhnen, welches von der Decke strahlte.

Die Decke war weiß und die in sie eingebauten, länglichen Leuchtstrahler unterstützten das Gefühl, als würde er sich in einem OP befinden. Beim näheren Betrachten seiner Umgebung stellte er aber erleichtert fest, dass er nur in einem Patientenzimmer lag.

Schlimm genug.

»Wie fühlst du dich? Du warst eine ganze Stunde nicht ansprechbar«, erkundigte sich die große, breit gebaute Krankenschwester.

Ihre schwarzen, langen Haare fielen ihr über das weiße, zu enge T-Shirt und ein Schlangentattoo wand sich ihren Arm hinauf. Es umschlang ihren gesamten Unterarm, schlängelte sich hoch, bis zum kurzen Ärmel, und Toivo war sich sicher, dass es sogar bis zur Schulter reichte.

Er richtete sich nach einigen Sekunden der Besinnung und Orientierung so weit auf, dass er das Glas Wasser entgegennehmen konnte, welches ihm die Schwester hinhielt.

Alles tat ihm weh. Seine Lippen pochten, die Nase durchzog ein brennender Schmerz, sein Kopf dröhnte und sein Magen drückte und spannte.

»Gleich wirst du etwas gegen die Schmerzen bekommen. Man kann von Glück sprechen, dass du gefunden wurdest. Der alte Herr, der dich auf dem Gehweg liegen sah, alarmierte umgehend den Rettungsdienst«, klärte sie ihn auf und schenkte ihm einen mitleidigen Blick.

Das Wasser, das nun seinen Mundraum befeuchtete und die Speiseröhre hinunterfloss, war eine Wohltat. Gott sei Dank war es weder zu kalt noch zu warm.

Das Zimmer kam ihm bei näherer Betrachtung bekannt vor.

Das große Glasfenster, durch welches man den gesamten Hinterhof des Krankenhauses sehen konnte. Vereinzelte Bänke luden zum Verweilen ein, um in den friedvoll und einsam erscheinenden Wald zu blicken, und der große, gläserne Pavillon bot Rauchern die Möglichkeit, ohne andere Patienten damit zu belästigen, ungestört an ihrer Zigarette zu ziehen.

Dann waren da noch das weiche, weiß bezogene Krankenbett, in dem er lag, von einer dicken Decke bedeckt, und der kleine Hocker schräg zu seiner Linken an der hellgelben Wand.

Der kleine, schwarze Fernseher gegenüber, die Zimmerpflanze neben der grauen Eingangstür. Die Maschinen neben ihm.

Maschinen.

Zu schnell sah er an sich hinunter.

Damit hatte er die Bauarbeiten hinter seiner Schädeldecke eingeleitet. Wie Bohrmaschinen begannen sie seine Stirn und Schläfen zu bearbeiten und mit einer Dampfwalze mehrfach über jede erdenkliche Stelle seines Kopfes zu rollen.

»Langsam, langsam!« Die Frau mittleren Alters sprang auf und legte beschwichtigend eine Hand auf seine Schulter. Ihre große Oberweite drohte gleich aus ihrem V-Ausschnitt zu springen.

»Du musst dich ausruhen. Keine ruckartigen Bewegungen. Der Arzt checkte dich vor wenigen Minuten, als du noch nicht richtig anwesend warst. Soweit scheint alles in Ordnung zu sein, aber du brauchst jetzt Ruhe, um dich zu regenerieren«, ermahnte sie ihn mit erhobenem Zeigefinger.

Ihre Tonlage blieb stets liebevoll. Wenigstens eine Krankenschwester, die nichts falsch bei ihrer Berufswahl gemacht hatte.

Schon oft hatte er mit unfreundlichen, beinahe hasserfüllten Krankenhausangestellten oder Ärzten zu tun gehabt.

Erleichtert stellte er fest, dass keine Schläuche oder Kabel an ihm befestigt waren.

Die kurzen Ärmel seines Krankenhauskittels, in den sie ihn gesteckt hatten, verstärkten das Gefühl, gleich erfrieren zu müssen, und die Übelkeit, die tief saß, machte jede Bewegung, neben den unfassbaren Schmerzen, besonders im Gesicht, zu einer Herausforderung.

Toivo wollte sich gar nicht ausmalen, wie er aussah.

Wenn sein Aussehen seinem Gemütszustand glich, dann musste es wirklich schlimm um sein Erscheinungsbild stehen.

Kitzelnd hingen ihm die dunklen Haare in die Augen. Er lehnte seinen Oberkörper vorsichtig nach hinten, bis sein ebenfalls schmerzender Rücken die weiche Matratze berührte.

Erschöpft atmete er hörbar aus.

Lautlos öffnete sich die Tür und eine weitere, kleine rothaarige Frau trat ein. Er schätzte sie auf mindestens 55 Jahre. Falten untermalten ihre müden Gesichtszüge, und bei dem Versuch, ihre schmalen Lippen mit rotem Lippenstift großräumiger zu umranden, war sie kläglich gescheitert.

Mit diesem übermalten Mund lächelte sie und näherte sich ihm mit einem kleinen Plastikbecher.

»Schön! Sie weilen wieder vollständig unter uns. Hier sind Tabletten gegen die Qualen, die sie durchleiden müssen.« Sie nickte ihrer Kollegin zu, die daraufhin den Raum verließ. Hinter der Schwester fiel die Tür ins Schloss und die Geräusche aus dem Flur verstummten schlagartig.

»Wie fühlen Sie sich?« Sie zog den Holzhocker zu sich heran und setzte sich.

»Als hätte mich ein Laster überrollt.« Toivos Stimme war schon kraftvoller als wenige Minuten zuvor.

»Mhm.« Sie legte ihre Stirn in Falten. »Hier sind ein Schmerzmittel und ein Mittel gegen Übelkeit, die Sie vermutlich aufgrund der Gehirnerschütterung verspüren.« Ihre langen, gepflegten Nägel zeigten auf die jeweils runden, kleinen Tabletten in dem durchsichtigen Becher, den sie nun neben ihn auf die Ablage stellte, die am Bett befestigt war.

Her damit.

Mit einem großen Schluck Wasser spülte er die beiden Tabletten hinunter.

»Wissen Sie, was genau passiert ist?«

Wonach sieht es denn aus? Dass ich gestürzt bin?

»Ich kann mich noch daran erinnern, wie mich jemand von hinten attackiert hat.« *Mich zu Boden brachte, auf mich einschlug, bis ich fast kotzen musste und Blut spuckte.*

»Herr Jensen, Sie haben innere Prellungen im Bauchraum, eine Gehirnerschütterung und Ihre Nase ist verstaucht«, zählte sie auf und wandte ihren Blick zu seinem, von der Decke bedeckten Bauch.

»Sie haben wirklich Glück gehabt. Die Prellungen sind nicht ganz so schlimm wie anfangs vermutet, doch bekommen Sie keinen Schreck, wenn Sie Ihren Bauch begutachten. Keine inneren Blutungen und eine Operation blieb Ihnen auch erspart, nur sechs Stiche an Ihrer aufgeplatzten Lippe. Aber keine Sorge, die Wunden werden gut heilen, solang Sie sie lassen.« Sie zwinkerte.

Super.

»Wann kann ich hier wieder raus?«, drängte er.

Ich war doch gestern erst hier. Und jetzt bin ich selber zum Patienten geworden.

Sie lachte sanft und ein Schmunzeln umspielte ihre Lippen. »Jetzt ruhen Sie sich erst einmal aus. Der Doktor wird später noch einmal nach Ihnen schauen. Aber noch eine Frage: Wollen Sie irgendjemanden in Kenntnis setzen? Wir haben Ihr Handy in Ihrer Hosentasche gefunden.« Sie reichte ihm sein Handy und ein anderes kleines Klapphandy, welches sie aus ihrer eingenähten Tasche auf Brusthöhe zog.

»Damit können Sie anrufen, wen auch immer Sie wollen. Das hier ist Zimmer 104. Ich lasse Sie nun alleine. Wenn Sie etwas brauchen oder sich Ihr Zustand rapide verschlechtert, dann brauchen Sie einfach nur hier zu drücken.« Sie nickte zu dem kleinen, roten Knopf, der an einem dünnen Band an der Lehne seines Bettes befestigt war. Ächzend, als müsse sie zehn Tonnen stemmen, erhob sie ihre schmale Gestalt, rückte den Hocker zurecht und drehte sich noch einmal um.

Er sah sie an.

»Und Sie wissen nicht, wer Ihnen etwas so Schreckliches angetan hat?«, wollte sie sich ein letztes Mal versichern.

Toivo verneinte stumm.

Aus dem Nichts schoss ihn eine grauenhafte Vermutung durch seinen Kopf, die plötzlich sehr greifbar und realistisch erschien. Adrenalin schoss durch seine Adern und die bleierne Müdigkeit, die ihn eben noch kontrolliert hatte, war binnen von Sekunden wie weggeblasen.

»Scheiße …«, stieß er schockiert aus.

Ein prüfender Blick zur Tür verriet ihm, dass die Krankenschwester den Raum bereits verlassen hatte.

Hastig entsperrte er sein Handy. Die langen Finger überflogen geradezu den Bildschirm, suchten nach Emmas Nummer und klickten auf den Anrufbutton, als sie fündig wurden.

»Geh ran, geh ran, geh ran!« Er ignorierte die Schmerzen, die schlagartig wieder seinen ganzen Körper in Besitz nahmen.

»Komm schon!«, zischte er ungeduldig.

Panik mischte sich unter all das Chaos, das sich gerade einstellte.

»Ihr Gesprächspartner ist gerade leider nicht zu erreichen. Hinterlassen Sie gerne …«

Mist. Verdammte Scheiße. Emma!

Neuer Versuch.

»Ihr Gesprächspartner …«

Wütend legte er auf und starrte angespannt auf sein Display.

Kein Rückruf. Toivo versuchte es ein letztes Mal.

»Ihr Gesprächs…«

»Scheiße, scheiße, scheiße!«, fluchte er hilflos.

Es konnte schon zu spät sein, alles verloren sein.

Mit vor Eile zitternden Fingern wählte er die Festnetznummer, in der Hoffnung, seine Mutter würde abnehmen.

Wieso weinst du denn jetzt? Hör endlich auf. Es ist doch gar nichts! Reagiere doch jetzt nicht schon wieder über!, hörte er Patrick gereizt zu seiner weinenden Mutter sagen, als er vor Kurzem nachts durch das Haus streifte, um ins Badezimmer zu gelangen. Dieses Szenario hatte er in den letzten Wochen ungewollt mehrfach mitbekommen. Trotzdem strahlte seine Mutter nach jeder Nacht aufs Neue wie ein Honigkuchenpferd, wenn sie Patrick zu Gesicht bekam.

Toivo wusste zwar nicht, wer an den nächtlichen Auseinandersetzungen schuld war, konnte es aber mutmaßen.

Nach einigen Sekunden folgte ein weiterer Schreckensmoment, der Toivos Innenleben komplett auf den Kopf stellte.

»Hey Großer, was …?« Der Klang der Stimme jagte ihm einen Schauer über den Rücken.

»Patrick?«, entfuhr es ihm so laut, dass er fast sicher war, dass man es auf dem Flur hören konnte.

Toivo war fassungslos. Verwirrt.

»Was ist denn los?«, entgegnete die Stimme besorgt.

Das darf nicht wahr sein. Warum war Patrick da?

Alles um ihn herum begann zu wanken.

»Wo ist Ma?« Die Frage klang beinahe flehend.

»Jetzt komm erst mal runter, Toivo. Sie ist mit meinem Firmenwagen los, um ihr Arbeitszimmer aufzurüsten. Du weißt doch, dass sie sich einen Schrank und einen Schreibtisch bauen wollte.« Nun war er es, der verwirrt wirkte.

»Okay, pass auf …« Toivo fuhr sich schwer ausatmend mit seiner verschwitzten Hand über das Gesicht. Die Wunden brannten, als sie in Berührung mit dem salzigen Schweiß kamen.

»… ich brauche euer Auto, Patrick. Sofort. Ich bin im Krankenhaus. Jemand hat mich zusammengeschlagen. Mir geht's gut, aber du musst unbedingt kommen. Jetzt.« Es blieb keine Zeit für große Ansprachen.

Stille. Das überrumpelte Gesicht von Patrick bildete sich vor seinem inneren Auge ab.

»Warte, du wurdest was?«

»Verprügelt. Ich erkläre es dir im Auto. Vertrau mir, bitte. Wir sehen uns vorm Eingang. Emma ist in Gefahr.« Ohne eine Antwort abzuwarten, legte er auf und suchte mit den Augen das Zimmer nach seinen Klamotten ab.

Der Freund seiner Mutter würde ungefähr zwanzig Minuten brauchen, wenn er sich sofort auf den Weg machte.

Toivo war überzeugt davon, dass er dies tun würde. Auch wenn ihn immer das Gefühl begleitete, noch nicht ganz mit Patrick aufgetaut zu sein, wusste er nun, dass er auf ihn zählen konnte. Außerdem überkam ihn ein schlechtes Gewissen und das Gefühl der Schuld, in Erwägung gezogen zu haben, er wäre Emmas Entführer gewesen. Es hätte alles so verdammt gut zusammengepasst.

Sein Duft. Sein Temperament.

Aber nun …

Ohne nachzudenken wählte er die Handynummer seiner Mutter, die immer abnahm. Egal, wann. Sein Handeln verselbstständigte sich. Nicht einmal ein Freizeichen, bis die Mailbox anschlug.

Ausgeschaltetes Handy.

Scheiße. Nein, nein, nein!

Und dann traf ihn die Erkenntnis wie ein Blitz. So heftig, dass sie schlimmer war als die Prügel, die er heute einstecken musste. Sie brachte alles an ihm zum Zittern.

Nur gut, dass das Schmerzmittel langsam seine Wirkung entfaltete.

Das nutzte er aus und riss sich die Decke vom Körper.

Jede Minute zählte nun.

Mühevoll rutschte er zur Bettkante und richtete sich langsam auf. Er war barfuß. Kälte durchströmte seinen ganzen Körper.

Doch das war gerade zweitrangig. Toivo benötigte seine Sachen, denn sonst konnte er sich nicht unauffällig durch die Gänge schleppen.

»Endlich«, stöhnte er, als er seine Sachen fand, zusammengelegt in einer Plastiktüte in dem kleinen Kleiderschrank gegenüber des zweiten im Zimmer befindlichen Bettes. Die Jacke hing am Kleiderbügel.

Ohne zu zögern versuchte er sich in seine Hose zu zwängen. Ihm blieb keine andere Wahl, als kontrolliert ein- und auszuatmen, in der Hoffnung, die Schmerzen würden seinen Körper auf diese Art verlassen.

Falsch gedacht. Mit jedem Atemzug und jeder Bewegung intensivierten sie sich. Trotz der Medikamente. Er hatte sich wohl überschätzt.

Langsam entledigte er sich des Kittels und zog seinen Pullover über den Kopf.

Ein flüchtiger Blick auf sein Handy. Keine neuen Anrufe oder Nachrichten.

Hoffnungsvoll probierte er ein weiteres Mal, Emma zu erreichen.

Nichts.

Entschlossen schnappte er tief nach Luft, richtete seinen Oberkörper auf und drehte den Türknauf. Seine Bauchdecke spannte so sehr, dass es ihm fast unmöglich war, eine gerade Haltung einzunehmen.

Menschen liefen an ihm vorbei. Ärzte, Schwestern, Besucher.

Den Kopf stets gesenkt, um niemanden auf sein entstelltes Aussehen aufmerksam zu machen, setzte er einen Fuß vor den anderen.

Natürlich hatte er sich die große Kapuze seiner Winterjacke sicherheitshalber tief ins Gesicht gezogen.

Wahrscheinlich sah er jetzt nicht mehr aus wie ein unauffälliger Patient, sondern wie ein Straftäter, der etwas zu verheimlichen hatte.

Doch Zeit, um sich über sein derzeitiges Auftreten Gedanken zu machen, fehlte ihm.

Die Puzzleteile setzten sich zusammen. Der heutige Tag war das letzte, fehlende Teil.

Nein, nicht der Tag. Das Telefonat!

Es ergab plötzlich alles Sinn. So viel Sinn, dass es weh tat.

Die Antwort hatte sich die ganze Zeit vor seiner Nase befunden und er hatte es nicht realisiert. Nicht eins und eins zusammengezählt.

Der Geruch. Der Geruch seines Angreifers, der ihm aufgefallen war. Eine Mischung aus herben Parfum und überlagerndem Deo. Die Größe seines Gegners.

»Heilige Scheiße …«, kam es ihm lauter über die Lippen als gewollt. Zum Glück passierte er bereits den

Ausgang. Seine Gedanken legten an Tempo zu, so wie die Tränen, die sich in seinen Augen sammelten.

Niemand kümmerte sich um ihn. Alle waren geplagt von eigenen Sorgen.

Immer noch keine Anrufe oder Nachrichten von Emma. Nur ein weiterer Anruf von Patrick. Diesen ignorierte er.

Emma, komm schon. Das kann doch nur ein schlechter Scherz sein.

War er nun derjenige, den ein schrecklicher Albtraum plagte, aus dem er bald erwachen würde?

Am liebsten wollte er bei ihr zu Hause anrufen, doch er kannte die Festnetznummer nicht.

Da fiel ihm plötzlich das vor kurzem erst erneuerte Telefonbuch ein, welches seine Mutter im Handschuhfach ihres kleinen schwarzen Fiat aufbewahrte. Für alle Fälle.

Dieses *alle Fälle* war nun eingetroffen, auch wenn er niemals damit gerechnet hätte und sich immer darüber beschwerte, das Ding würde nur Platz für wichtigere Dinge wegnehmen.

Vor Anstrengung stoßweise atmend erreichte er die Auffahrt des Krankenhausgeländes, wo Patrick jede Minute eintreffen müsste.

Seine Gedanken überschlugen sich. Vorwürfe, Angst und Panik brauten sich in seinem Magen zusammen und verschlimmerten seine schon vorhandene Übelkeit und den Schwindel. Die Kälte hatte wieder die Kontrolle über seinen Körper erlangt und brachte ihn zum Zittern.

Durch die ständig ein- und ausfahrenden Fahrzeuge, die den weichen Schnee platt drückten, war die gesamte Fläche spiegelglatt. Es grenzte an Eiskunstlauf, die

Einfahrt ohne Ausrutscher zu überqueren. Zumindest für seine wackligen Beine. Mit zur Seite ausgestreckten Armen unterstützte er seinen Gleichgewichtssinn.

Alles fügte sich vor seinen Augen zusammen.

Die seltsam ausgeprägte Neugier.

Die Missgunst seiner Mutter, die ihr im Gesicht geschrieben stand, als sie Emma heute Morgen bei ihnen in der Küche sitzen sah. Er hatte sofort gewusst, dass etwas sie beschäftigte. Aber das Ausmaß hätte er sich nicht erträumen lassen.

Der ständige Rückzug in ihr Arbeitszimmer. Das Vorhaben, handwerklich aktiv zu werden und dafür den Firmenwagen von Patrick benutzen zu wollen, den er in letzter Zeit kaum benötigte.

Ihre Spaziergänge, um Freiraum in ihrem Kopf zu schaffen.

All das wurde von ihm immer wieder mit dem Verlust gutgeheißen, den die beiden machen mussten.

Die plötzliche Aufmerksamkeit, die sie den Nachrichten widmete, wenn von den Morden die Rede war.

Der Kuss heute Morgen.

Aber wieso?

Mit einem Mal stürzte seine bereits so kaputte Welt zusammen.

Lass es sich bitte doch um einen großen Irrtum handeln.

»Hey, Sportsfreund!«, winkte ihn Patrick hastig zu sich, als er wenige Meter vor ihm zum Stehen kam und das Fahrerfenster herunterließ.

Dann riss er die Tür auf und stieg aus dem Wagen, als er Toivos zugerichtetes Gesicht erblickt hatte. »Verflixt, wer hat dir das angetan?«

Er legte eine Hand auf Toivos Schulter und die andere ohne dessen Einverständnis unter sein Kinn, um sich einen genaueren Blick zu verschaffen. »Du siehst richtig übel aus.«

Toivo rang um Fassung, aber innerlich brodelte er. Das war das erste Mal, dass Patrick offen und ehrlich zeigte, wie wichtig ihm sein Wohlbefinden war. Er fühlte sich wirklich für ihn verantwortlich.

»Es geht schon.« Beschwichtigend schob er Patricks Hand beiseite, ging ums Auto und ließ sich vorsichtig im Beifahrersitz nieder.

»Wie können die dich so entlassen?«, ärgerte sich Patrick.

Er war offensichtlich außer sich. Seine Betroffenheit rührte Toivo.

»Komm, bitte! Wir haben keine Zeit, wir müssen dringend etwas überprüfen.«

»Wovon redest du eigentlich die ganze Zeit?« Verwirrt ließ Patrick sich auf den Sitz fallen und zog kräftig die Tür zu. »Hast du eine Gehirnerschütterung?«

»Ja, aber … nein. Nein, mein Verstand hat nicht gelitten. Er ist so klar wie lange nicht mehr. Los, fahr! Ich erkläre dir gleich alles. Erst muss ich mich vergewissern.«

Mit einer Handbewegung animierte er Patrick, aufs Gaspedal zu treten.

Kopfschüttelnd seufzte der Glatzkopf. »Wehe, du erklärst mir gleich nicht jedes kleinste Detail, Toivo!«, ermahnte er ihn und setzte den Blinker, um auf die Straße zurückzukehren.

Mit schnellen Handgriffen öffnete Toivo das kleine Fach vor sich und kramte das schmale Telefonbuch hervor. Es dauerte nicht lange, bis er die Telefonnummer unter dem Namen *Lorenzen* fand.

Er tippte die Nummer in das Eingabefeld seines Smartphones.

»Wohin?«, drängte der Freund seiner Mutter herrisch. Er platzte wohl vor Ungeduld.

»Fahr nach Hause.«

»Nach Hause?«

»Ja, an der Bushaltestelle vorbei.«

Der Ort unserer Abmachung.

»Ich hoffe, du hast für das ganze Debakel eine verdammt gute Erklärung.«

Freizeichen. Dann nahm jemand ab.

»Lorenzen hier«, begrüßte ihn die Stimme von Emmas Mutter.

»Toivo hier. Ist Emma zu Hause? Ich kann sie nicht erreichen.«

Stille. Dann vernahm er leises Getuschel.

»Sie sollte doch bei dir sein? Emma ist seit gut zwei Stunden aus dem Haus um sich mit DIR zu treffen.« Mit jeder Silbe klang Emmas Mutter besorgter.

Vor 2 Stunden.

»Fahr schneller!«, hetzte Toivo den verwirrten Mann neben sich, dessen Blick konzentriert auf der vereisten Fahrbahn klebte.

»Ich kann nicht schneller fahren als erlaubt ist!«, fauchte Patrick gestresst. Die Finger fest um den Lenker gekrallt und mit aufgerichtetem, steifem Rücken saß er da und malte sich womöglich die wildesten Szenarien aus.

»Hallo?« Auch Emmas Mutter schien gänzlich mitgenommen.

»Sie ist nicht bei mir. Wir werden schauen, ob sie sich noch an unserem Treffpunkt befindet. Dann …«

»Noch? Wo sollte sie sonst sein?«, unterbrach die Stimme am anderen Ende der Leitung vorwurfsvoll.

Wenn sie auf mich warten würde, hätte sie sich schon längst bei mir gemeldet.

»Hallo? Was geht hier vor sich?« Die Stimme wurde schärfer.

»Ich melde mich später bei Ihnen.« Er legte einfach auf.

»Toivo … erkläre mir sofort, was hier los ist!« Patrick hielt es nicht mehr aus. Toivo spürte förmlich das elektrisch geladene Energiefeld, das von ihm ausging.

»Ich muss nachdenken, okay?«, knurrte er zurück.

Zahlreiche Bohrmaschinen bearbeiteten seine Stirn und hämmerten gegen seine Schläfen.

Es war unfassbar anstrengend, sich zu konzentrieren und einen klaren Kopf zu bewahren. Außerdem versuchte offenbar auch sein krampfender Magen, ihn davon abzubringen.

»Hey Mann, ich weiß, vielleicht ist das hier wirklich nicht gerade angemessen, aber du kannst mit mir reden. Wir hatten unsere Differenzen, ja. Aber eventuell ist es jetzt auch mal an der Zeit, das zu bereinigen? Ich dachte nur immer, ich lass dir den Freiraum, den du brauchst, bis du bereit bist, dich gegenüber einer neuen männlichen Bezugsperson zu öffnen. Ich hab es für deine Mutter und dich getan«, versuchte Patrick die Stimmung zu glätten und fehlinterpretierte offensichtlich das gegenwärtige Verhalten von Toivo.

Der Tacho verriet, dass er an Geschwindigkeit zulegte.

»Patrick, jetzt nicht, bitte!«

Mittlerweile hatte der Wagen das Tempolimit überschritten und Patrick wandte seinen Kopf kurz zu ihm. »Na gut. Aber wehe, ich verliere meinen Führerschein wegen dir«, warnte er und hob die Brauen.

Ihm musste der Ernst der Lage bewusst geworden sein, denn so hatte er den Sohn seiner Freundin noch nie zuvor erlebt. Zudem schien Patrick ihm zu vertrauen.

Von Weitem konnte Toivo die Haltestelle sehen. Leer.

»Scheiße!«, rief er aufgebracht.

Erschrocken über die Lautstärke fuhr sein Nachbar zusammen.

Wütend schlug Toivo gegen das Handschuhfach, bereute es aber bitter. Die Wirkung seines Schmerzmittels ließ wohl nach.

»Und Ma ist sicherlich noch einkaufen?«

»Natürlich, sie braucht ja immer etwas länger. Im Baumarkt kann sie sich verlieren. Weißt du doch«, nickte Patrick zustimmend.

»Wo war sie gestern Abend?«

»Ich weiß nicht, wann, aber gegen späten Abend ist sie nochmal raus, um Luft zu schnappen. Sie bestand darauf, allein zu gehen, und kam erst gegen ein Uhr nach Hause.«

Diese verdammte Lügnerin!

Es passte alles. Doch es kam ihm so unwirklich vor.

Nicht greifbar.

Warum tust du mir so etwas an?

Nicht schon wieder sollte ihm ein geliebter Mensch aus dem Leben gerissen werden. Seine Mutter hatte sich dazu entschieden, ihn im Stich zu lassen. So fühlte es sich zumindest an.

Ich habe kein gutes Gefühl bei der Sache, erinnerte sich Toivo an Emmas Worte.

Du hattest so recht, Emma. Mit allem.

»Ich sage es nicht noch ein drittes Mal! Du klärst mich jetzt sofort auf!«

Jetzt wurde Patrick ungemütlich.

Denk nach. Los!

Toivos Gedanken rasten und drohten sich zu überschlagen.

In seinem Verstand kehrte er an den Tag zurück, an dem er mit dem Mädchen im Krankenhaus gesprochen hatte.

Ein weiterer Gedanke traf ihn wie ein harter Schlag.

»Mas Vater ist doch tot, oder?« Gekonnt ignorierte Toivo die eindringliche Aufforderung einer Erklärung.

Patricks Gesicht drückte nun mehr Sorge über seine Erkundigungen aus als über die ganze skurrile Situation.

»Seit Jahren. Alter, sag mal, du bist dir sicher, dass mit deinem Kopf alles gut ist? Ich meine, was sind das für Fragen? Du bist ihr Sohn.«

In Patrick wuchs nun der Zweifel über Toivos Geisteszustand.

Sie sprach nicht oft über ihre Eltern. Eigentlich nie.

Verdammte Scheiße, er wusste nicht mal mehr, wie seine Großeltern aussahen.

Der kleine Fiat war schon längst zum Stehen gekommen.

Die Person, mit der er telefoniert hatte, war sein Vater, fielen ihm die Worte des blonden Mädchens wieder ein.

Vielleicht ist der Idiot schizophren, echote sein damaliger Scherz laut ihn ihm nach. Wieder und wieder.

Sein Kopf stand kurz davor, zu explodieren.

Natürlich.

Es handelte sich nicht um einen harmlosen Spaß.

Unbewusst und nichtsahnend hatte er höchstwahrscheinlich die Wahrheit ausgesprochen. Aber das war so weit hergeholt und eigentlich unmöglich. Er kannte seine Mutter doch. Wie konnte es dann sein, dass sich von Sekunde zu Sekunde weiter das Gefühl in ihm aufbaute, seine Mutter plötzlich gar nicht mehr zu kennen. Als wäre sie eine Fremde.

Bisher hatte er die Selbstgespräche belächelt, bei denen sie von Toivo mehrfach erwischt worden war. Doch jetzt rückte alles in einen ganz anderen Blickwinkel. Der Fakt, dass sie wirklich krank war und es stets vermied, Themen anzuschneiden, die ihre Vergangenheit betrafen, bescherte ihm eine Gänsehaut. *Süßer, was bist du denn so neugierig,* hörte er sie lachen, wenn er sie etwas über die Vergangenheit gefragt hatte. *Was das für Tabletten sind? Ach, die sind für meine Migräne, Liebling.*

Lügen. Eine nach der anderen.

Sein Leben verwandelte sich gerade in einen echten Albtraum. Wie ihn Emma immer beschrieben hatte. Wie sie in ihren Träumen heimgesucht wurde.

Und er hatte stets versucht, alles in ein gutes Licht zu rücken.

Warum tat seine Mutter all dies? Was war ihr Motiv? Warum Emma? Warum die anderen Mädchen? Und warum der religiöse Part, der ihm von dem Mädchen im Krankenhaus offengelegt wurde?

Oh Gott.

Wenn er eines wusste, dann, dass seine Mutter religiös war. Sie sprach schon lange nicht mehr darüber, doch nun trat diese Tatsache wieder in den Vordergrund seiner Gedanken.

Die vielen früheren Anprangerungen ihrer stolzen Überzeugung von der Bibel und dem Himmel und der Hölle schossen ihm in den Kopf.

Der Täter sprach irgendetwas über Gott und Rache.

Es passte wie die Faust aufs Auge.

Doch wofür mussten die Mädchen büßen? Was verband sie mit seiner Mutter?

»Toivo!« Eine Hand rüttelte an seiner Schulter.

Er schreckte auf, wurde wieder in die Gegenwart gerissen.

»Fahr los. Ich rufe die Polizei«, waren die einzigen Worte, die er in seiner Starre über die Lippen brachte. Sie verhinderte einen Tränenausbruch, der ihm bevorstand, sobald sich alles bewahrheiten würde.

Sein Rachen ähnelte einer Wüste, die sich weiter seine Kehle hinab auszubreiten begann. Das Schlucken fiel ihm schwer.

»Was zum Teufel?«, zischte Patrick nun mit zusammengebissenen Zähnen.

»Ma. Es war alles Ma, Patrick«, flüsterte er. *Warum hatte nie jemand an eine Frau gedacht? Es war kein Mann! All das geschah durch die Hände einer Frau.*

Erneut fuhr es ihm kalt den Rücken hinunter.

»Was … wie … wovon zum Teufel sprichst du?«

Genau, ich spreche vom Teufel höchstpersönlich und ich habe eine Vermutung, wo er Emma hingebracht hat.

15

EMMA
ZWEI STUNDEN ZUVOR

Der Schlag kam so unerwartet und hart, dass ich sofort zu Boden sackte.

Reflexartig fing ich mich noch mit meinen ausgestreckten Händen im frostigen Schnee ab.

Alles war so verdammt schnell gegangen.

Keine Sekunde der Gegenwehr war mir möglich gewesen.

Lichter tanzten vor meinen Augen, mal waren sie kleiner, mal größer.

Nicht einmal schreien konnte ich, denn ein weiterer Schlag traf mich am Hinterkopf.

Dunkelheit brach über mich herein, doch eine komplette Ohnmacht war mir nicht vergönnt.

Ich dämmerte in einem Zustand, in dem mir zwar schwarz vor Augen war, doch ich nicht komplett das Bewusstsein verloren hatte und mein Hörsinn alles um mich herum weiterhin wahrnahm.

Jemand packte mich erst grob an einem Arm, entschied sich dann aber dazu, mir seine Arme unter die Achseln zu schieben, um mich so schneller und effizienter über den Schnee zu schleifen.

Wie ein Sack Kartoffeln hing ich in seinem Griff und war meinem Schicksal machtlos ergeben.

Ich wollte mich wehren, aber mein Körper ließ mich nicht.

Ein Traum vielleicht? *Schlafe ich gerade?*

Nun blieb mein Entführer stehen, ließ eine Hand von mir ab und eine Autotür öffnete sich.

Nein, bitte nicht, schrie ich, doch kein Wort verließ meinen Mund.

Mein Körper ging unsanft zu Boden, als sich auch der zweite Griff löste. Doch dank der dicken Winterjacke tat es kaum weh.

Dann wurde ich wieder gepackt und auf eine harte Oberfläche geworfen. Die Person behandelte mich wie einen Gegenstand.

Dieses Mal tat es unfassbar weh. Ein Stechen fuhr durch meinen Körper.

Mühsam kämpfe ich darum, mein volles Bewusstsein zurückzuerlangen.

»Sicher ist sicher«, raunte eine Stimme.

Etwas kam mir bekannt vor. Die Stimmfarbe. Der Geruch.

Oh verdammt …

Mein Wirklichkeit werdender Albtraum packte mich an den Haaren, hob meinen Kopf an und schlug meine rechte Schläfe schwungvoll auf den Boden, auf dem ich seitlich lag.

EMMA

Das war der letzte Schalter, der umgelegt werden musste, um mich in die Bewusstlosigkeit zu katapultieren.

16

JETZT

Langsam nahm ich meine Umwelt wieder wahr. Die Kälte, die mich umhüllte, die leicht auf meiner Haut liegende Kleidung, der Geruch von altem Holz.

Der leichte Geruch von herbem Parfum.

Ich schrie auf, doch der Schrei erstickte in dem Klebeband, welches mir auf den Mund geklebt worden war, und riss mich damit in die Realität. Ich musste feststellen, in keinem Albtraum mehr gefangen zu sein, aus dem es mir möglich war, mit einem Hochschrecken aus meinem kuscheligen, warmen Bett zu entfliehen.

Dieser Albtraum war real. Zum ersten Mal war ich mir dessen ganz sicher. Das spürte ich mit all meinen Sinnen.

Mein Zittern war real. Die Fesseln, die sich in meine umgedrehten, auf Armlehnen liegenden Handgelenke schnitten, waren real. Auch die Fesseln um meine Fußgelenke waren real.

Realer hätte es nicht sein können.

Die breiten Stricke, die sich fest um meine Gelenke schnürten, reizten meine Haut bei jedem Versuch, mich von ihnen loszureißen.

Plötzlich registrierte ich, wie es warm zwischen meinen Beinen wurde und etwas an ihnen hinunterlief.

Und obwohl ich mich in einer Extremsituation befand, in der es einem herzlich egal sein konnte, dass man sich gerade in die Hose uriniert hatte, schämte ich mich unheimlich dafür.

Seb war derjenige gewesen, denen Mom und Dad das Bettnässen abgewöhnen mussten, wohingegen ich dies nie getan hatte. Und nun saß ich hier, mit meinen 18 Jahren, hatte allen Grund, mich zu fürchten, und war ungeachtet dessen peinlich berührt.

Außerdem bist du nicht die Einzige, die sich vor diesem Mörder schon in die Hose gepinkelt hat.

Nicht die Einzige.

Wie ein Geistesblitz spielte sich in meinem Kopf das Szenario meines letzten Traumes ab.

Erschrocken über die Tatsache, nun wirklich in dieser Situation zu stecken, vor der mich mein Unterbewusstsein die gesamte Zeit warnen wollte, rüttelte ich noch panischer an den Fesseln.

»Es bringt nichts«, erklärte mir die rauchige Stimme hinter mir. »Es ist zwecklos. Du brauchst dich nicht gegen dein Schicksal zu wehren. Es ist bereits besiegelt.«

Tränen schossen mir in die Augen, die sich entsetzt weiteten. Die Worte meines Entführers ignorierend, scheuerte ich mir meine Gelenke wund und schrie in das Klebeband hinein.

Mein Hals brannte und meine Halsschlagader drohte zu platzen.

Doch das Einzige, was ich damit erreichte, war knapper werdende Atemluft. Da ich hyperventilierte, war es praktisch unmöglich, durch die Nase zu atmen. *Vor allem, wenn man von einem Wahnsinnigen festgehalten wird.*

»Du musst doch wissen, dass du es nicht anders verdient hast.«

Wovon sprach dieser Verrückte? Welche begangene Tat rechtfertigte eine derartige Bestrafung?

Dann stolperte ich über meinen letzten Gedanken. *Nein, nicht dieser Verrückte. Diese Verrückte.*

Ich drehte meinen Kopf so weit nach hinten, wie mein Nacken es zuließ und zu ziehen anfing.

Trotzdem konnte ich sie nicht ausmachen.

Doch das war gar nicht mehr nötig.

Bereits im Auto hatten meine Sinne eins und eins zusammengezählt. Die rauchige Stimme, die ich erst vor kurzem zu Ohren bekommen und das Parfum aus Toivos Haus und meinen Träumen, welches meine Nase jedes Mal aufs Neue eingefangen hatte.

Mit einem Mal trat die, bisher im toten Winkel verborgene Person vor und musterte mich. Dann schüttelte sie enttäuscht und mit zusammengepressten Lippen den Kopf. Das blonde, zu einem Bob frisierte Haar wippte. Sie hockte sich vor mich, genoss sichtlich meine Machtlosigkeit.

Leidenschaft entfachte ein Funkeln in ihren dunkelblauen Augen. Das große Muttermal auf ihrer linken Wange stach mir erst jetzt ins Auge, genauso wie das kleine, silberne Piercing am rechten Nasenflügel. Die roten, schmalen Augen waren Indizien schlafloser Nächte.

Tränen flossen ungebremst über meine Wangen und brachten meinen ganzen Körper zum Vibrieren.

Warum sie?

Wieso ich?

Und weshalb …?

So viele Fragen prasselten auf mich ein, genauso wie Panik und Angst durch jeden Teil meines Körpers fuhren und das Kältegefühl betäubten, welches ich normalerweise verspüren müsste.

Zu viel Adrenalin schoss mir durch die Adern.

Ich sah mich um, soweit es mir mein Zustand ermöglichte, doch konnte den Ort nicht identifizieren.

Er war mir vollkommen fremd.

Der Raum, in dem ich mich befand, war klein, ähnelte beinahe einer großen Abstellkammer.

Die Wände, bestehend aus dunklen, modrigen Holzbalken, ragten mindestens 3 Meter in die Höhe, und die Temperatur, die hier herrschte, verriet die nicht vorhandene Isolation. Die Temperatur entsprach zweifellos exakt der von draußen.

Der Stuhl, an den ich gefesselt war, stand inmitten des Raumes, in dem sich aus meinem Blickwinkel nichts weiter, außer der großen Tür vor mir und drei kleinen Fenstern zu meiner Linken zu befinden schien. Sie waren so klein und hoch eingebaut, dass ich nicht hindurchschauen konnte. Der braune Schmutz, der sich wie eine Verdunklung aufs Glas gelegt hatte, hätte es sowieso verhindert. Doch woher kam dann das Licht, wenn nicht von den Fenstern? Die einzige Erklärung dafür war, dass hinter mir Leuchtstrahler standen, die den Raum so erhellten, dass meine Pupillen in der Lage waren, all die Schrecken einfangen zu können. Sie wollte es so. Deshalb trug ich keine Augenbinde. Ihr gefiel vermutlich mein Anblick, wie ich hier saß und mich wie eine Geisteskranke in alle Richtungen wand, um von diesem gottverdammten Stuhl loszukommen. Zusätzlich war ich gekleidet in … ich schaute an mir herunter.

… einem zu großen, weißen T-Shirt und einer kurzen, ebenfalls zu großen Hose.

Furcht schnürte mir die Kehle zu.

Die Hoffnung, doch in einem Traum gefangen zu sein, schwand mit jeder Sekunde. Mein schmerzender Körper sprach Bände darüber, wie Franziska mich behandelt haben musste. Besonders der letzte Schlag, der mich in die Bewusstlosigkeit geworfen hatte.

Die Schläfe pochte wie wild, und ohne die Stelle zu sehen, fühlte ich, wie sie aufgeplatzt und blutig war. Von ihr ging ein Ziehen durch die gesamte Stirn bis zum Hinterkopf.

Franziska bemerkte mein schmerzerfülltes Gesicht und grinste. »Wir haben doch gerade erst begonnen.« Die große Frau erhob sich nun und blickte zu mir herunter.

Dann wandte sie sich ab und begab sich zu einer großen Tasche, die sie neben der breiten Holztür abgelegt hatte.

Wie konnte man sich nur so sehr in einer Person täuschen?

»Also, wir haben leider nicht mehr viel Zeit. Zumindest gehe ich nicht davon aus.« Sie hielt horchend inne und drehte sich um ihre eigene Achse. Ich sah, wie sie zornig die Stirn kräuselte.

»Sei leise, ich habe alles unter Kontrolle. Siehst du es nicht?« Sie zeigte auf mich.

Was zur Hölle?

Verwirrt prüfte ich die Umgebung nach weiteren Personen. Doch da war niemand. Zumindest nicht in meinem Blickfeld.

Vielleicht hinter mir?

Toivos Behauptung von mehreren Tätern könnte sich somit bestätigen.

Keine Antwort.

»Ich weiß! Jetzt lass mich meine Arbeit machen, okay? Ich mach es ja! Bitte sei einfach nicht so laut«, brüllte sie ins Leere.

Dabei wirkte ihr Blick unfokussiert und nach innen gekehrt.

Mit wem sprach sie? Mit ihrem Vater über kleine, kabellose Kopfhörer?

Schlagartig wurden ihr Blick wieder klarer und die Gesichtszüge weicher.

»Wo waren wir stehengeblieben?« Sie hob den Zeigefinger wie ein kleines Kind, welches dachte, auf die weltbeste Idee gestoßen zu sein.

Franziska bückte sich zu der Tasche und öffnete den Reißverschluss.

Das Schreien hatte ich aufgegeben. Die Kraft wollte ich mir sparen. Außerdem beschäftigte sich mein Körper schon genug damit, sich gegen die Kälte und die Qualen zu wehren.

Sehnlich wünschte ich mir meine Albträume zurück. Meinetwegen für den Rest meines Lebens. Solange sie nur dabei blieben, sich in meinem Verstand abzuspielen.

Mir rutschte das Herz in die Hose, als Toivos Mutter die Tasche von einem kleinen Kanister herunterstreifte.

Die Flüssigkeit. Die Flüssigkeit, von der ich bedeckt war, bevor man mir die Kehle aufgeschlitzt hatte.

Erneut versuchte ich vergeblich zu schreien. Mein Blick wanderte wieder an mir hoch. Es musste irgendeine Möglichkeit geben, hier herauszukommen.

Es musste eine geben!

»Du bist was ganz Besonderes, weißt du?« Sie schmunzelte stolz.

Mit verheulten Augen sah ich die Frau an. Hilflos, flehend.

Franziska legte den Kopf schief. »Fangen wir mit der Nummer an.«

Sie kramte kurz in ihrer Tasche herum und summte fröhlich vor sich hin.

»Du hast die 7 bekommen«, erklärte sie dann seelenruhig.

17

TOIVO

»Hier kommen wir aber nicht weiter«, stellte Patrick das Unübersehbare fest.

»Dann laufen wir.« Kurz angebunden stieg Toivo aus.

Hastig warf er die Autotür hinter sich zu und biss sich auf die Zunge. Die Schmerzen durften keine Blockade darstellen.

»Toivo, ich verstehe immer noch nur Bahnhof«, fuhr Patrick ihn an und blieb stehen.

»Wir haben keine Zeit für Erklärungen!« Toivos Herz pochte so heftig, dass er dachte, sogar Patrick konnte es aus einigen Metern Entfernung schlagen hören.

»Du weißt schon, dass das gerade eine unheimlich gigantische Anschuldigung ist, nicht? Es geht immerhin um Franziska. Deine eigene Mutter!«

Als wüsste er das nicht selber.

Die kaum auszuhaltenden Gedanken, die ihn quälten, zerrissen sein Herz in tausende Fragmente. Ob man diese später nochmal zusammenflicken konnte, war fraglich.

Toivo knirschte mit den Zähnen und schob angespannt den Unterkiefer nach vorn. Schon schlimm genug, dass sie den Rest zu Fuß laufen mussten, weil Bäume ihnen den Weg mit dem Auto versperrten. Aber die väterlichen Vorwürfe von Patrick brachten ihn beinahe zum Überlaufen.

Die Wut trieb ihn an und verschleierte die Anstrengung, die es erforderte, um durch den knirschenden Schnee zu stapfen. Außerdem nagten die Folgen des brutalen Angriffs an ihm. Jeder Meter glich einem Kilometer.

Falls Emma etwas zustoßen sollte, dann fühlte er sich in gewisser Weise verantwortlich. Diese Last auf seinen Schultern würde niemals verjähren.

»Wenn du mir nicht folgst, dann gehe ich allein!« Bestimmt und zäh nutzte Toivo die nah beieinander stehenden Stämme zu seinem Vorteil, indem er sich an ihnen stützte und nach vorn abdrückte.

»Ja, okay, sie hat schon etwas länger Probleme mit ihren Tabletten. Aber das ist doch kein Grund zu denken, sie würde junge Frauen entführen und töten. Sie richtet doch keine Menschen hin. Und wann soll sie das bitte tun?«

Abrupt blieb Toivo stehen und dachte, sich verhört zu haben.

»Welche Tabletten? Wovon sprichst du?«

Patrick starrte ihn an.

»Patrick, welche Tabletten, verflucht?«

»Sie möchte gar nicht, dass du davon erfährst.«

Argwöhnisch legte Toivo den Kopf in den Nacken und winkte energisch ab. Die Bewegungen kosteten viel Energie, aber seine Gefühle zu zügeln, bedurfte einer den Umständen entsprechend großen Beherrschung.

Am liebsten wäre er Patrick an den Kragen gegangen und hätte ihn so lange geschüttelt, bis er sich nicht weiter alles aus der Nase ziehen ließ und den Ernst der Lage verstand.

Der Freund seiner Mutter folgte ihm nervös, denn das Stöhnen, das seinen Mund verließ, zeugte von Ausweglosigkeit.

Glücklicherweise dauerte es nicht lange, bis sie ihr Ziel erreichten.

»Ich frage ein letztes Mal: Von welchen Tabletten sprichst du?« Während Toivo sich mühsam weiterschleppte, spekulierte er innerlich, ob er die Antwort überhaupt wissen wollte.

»Die Tabletten sind dazu da, dass sie keine Stimmen mehr hört.«

18

»Weißt du, wir haben kaum Zeit, aber er wollte es so. Und um deinen kleinen Freund habe ich mich auch kurzzeitig gekümmert.« Binnen Sekunden legte sich Traurigkeit wie ein Schatten über ihr Gesicht.

Kleiner Freund? Um Gottes willen, Toivo! Dein eigener Sohn.

Wütend rüttelte ich an den Armlehnen, an die meine Unterarme gebunden waren. Sie brannten bereits und die Stricke bohrten sich mit jeder Bewegung tiefer in meine Haut.

Was hast du Miststück getan?, wollte ich das Monster anbrüllen.

Als verstünde sie mich, flammte Wut in ihr auf. Bisher dachte ich, die Berichte irgendwelcher Opfer, die ihrem Täter ins Gesicht geschaut und ausgesagt hatten, in die Augen eines Dämons zu sehen, waren übertrieben. Doch diese Situation überzeugte mich vom Gegenteil. Das Einzige, was in den Augen meines Gegenübers zu erkennen war, war das Böse. Ihr Blick spiegelte pure Abscheu gegenüber ihrer Gefangenen wider.

»Kannst du dir auch nur annähernd vorstellen, wie hart es ist, seinen eigenen, geliebten Sohn ausschalten zu müssen? Doch Vater meinte, es sei das Beste gewesen, um mir ein wenig Vorsprung zu verschaffen. Wir beide wissen nicht, wie viel Zeit mir sonst geblieben wäre. Und das alles nur wegen dir! Er musste leiden wegen dir!« Speichel traf meine Stirn.

Ich verstand gar nichts mehr und starrte sie einfach wie von allen Geistern verlassen an.

»Weißt du, Emma. Du brachtest wirklich alles durcheinander. Schon als ich dich zum ersten Mal bei uns zu Hause gesehen hatte, wusste ich: Das wird ein mächtiges Dilemma werden. Aber hätte ich es mir anmerken lassen sollen? Natürlich nicht, ich bin ja nicht dumm. Mein armer Junge, er sollte so gut es ging herausgehalten werden. Aber mir blieb nichts anderes übrig. Manchmal muss man eben den härteren Weg wählen. Das muss jetzt einfach als Kollateralschaden angesehen werden.« Sie fuchtelte mit den Händen.

Das Gefühl der Ohnmacht schlich sich wieder an und ich schloss die Augen. Alles begann sich zu drehen und mir wurde so übel, dass ich den Angang der Magensäure in meiner Speiseröhre erahnen konnte.

Benommen lehnte ich den Kopf nach hinten.

Es war alles zu viel.

»Hey, hier bleiben!«

Franziska eilte zu mir, schnipste mit den Fingern und verpasste mir eine Ohrfeige. So kräftig, dass mein Kopf zur Seite schleuderte.

Ein weiteres Mal holte sie aus und ihre Handfläche klatschte auf meine brennende Wange.

»Du sollst doch nicht alles verpassen. Ich habe doch schon erwähnt, dass du besonders bist. Willst du gar nicht wissen warum?« Etwas eingeschnappt rückte sie das Messer, dessen scharfe, kurze Klinge aufblitzte, in ihrer Hand zurecht. Die Trauer über ihren Sohn war so schnell verflogen, wie sie gekommen war.

Energisch schüttelte ich den Kopf. Das Einzige, was ich wollte, war aufzuwachen. Mich neben Toivo wiederzufinden.

Ich schluchzte so heftig, dass mein ganzer Oberkörper rhythmisch wippte.

Was war Toivo widerfahren?

Wahrscheinlich würde ich es niemals erfahren.

Bald würde alles ein Ende finden. Ich war der Grund dafür, dass Toivo in alles mit hereingezogen wurde. Wie soll ich nur, beladen mit dieser schweren Schuld, weiterhin durchs Leben gehen, falls ich das hier überstehen sollte?

Toivos Mutter trat erneut hinter mich.

Die Ungewissheit über ihr weiteres Vorhaben, verbunden mit den nicht erkennbaren Bewegungen, jagten mir einen Schauer über den Rücken.

Mein Hass und meine Furcht erreichten ein ganz neues Stadium. Die aufschäumende Beklemmung legte sich wie ein Korsett um meinen gesamten Rumpf, so stramm, dass es mir die Luft zum Atmen nahm.

»Du sollst nicht stehlen.« Komplett aus dem Zusammenhang gerissen, sprach sie die Worte wie ein Gebet aus.

Aus den Augenwinkeln erkannte ich, wie sie den Griff des kleinen Messers fester umschlang und sich meinem Unterarm näherte.

Und ich konnte nichts tun, als mich wie eine Verrückte auf dem Stuhl in alle Richtungen zu winden.

Der Stuhl wollte nicht umkippen. Grund dafür war Franziska, die die Lehne voller Zorn festhielt.

Dabei kam mir die scharfe Klinge gefährlich nah.

»Miststück! Wenn du jetzt nicht stillhältst, schlag ich dich wieder bewusstlos. Aber das will er eigentlich nicht. Du sollst es spüren«, spukte sie aus.

Ekel stieg in mir hoch.

Voller Wut packte sie mein Handgelenk und drückte es weiter gegen die Armlehne. Ich quieke auf, wie ein Welpe, auf dessen Pfote man unbeabsichtigt getreten war.

Wenn ich gedacht hatte, dass die Kopfschmerzen schon schlimm waren, dann war ich ganz schön naiv gewesen.

Rücksichtslos rammte das Monster das Messer in meinen Unterarm, zog erst eine kleine Linie nach rechts und bog dann mit der Klinge in Richtung meines Oberarmes.

Ich schrie um mein Leben. Kreischte aus vollem Halse. Doch das Klebeband dämpfte die Lautstärke.

»Halt die Schnauze, dich kann sowieso keiner hören«, nahm sie mir jede Hoffnung.

Mittlerweile ging es mir nicht mehr darum, von jemandem gehört zu werden, sondern darum, meinen Gefühlen Platz zu verschaffen. Auf irgendeine Weise Besserung zu erfahren. Doch ich erreichte genau das Gegenteil.

Atemnot setzte ein und ließ mich nach Luft ringen, die ich nicht bekam.

Der Klebestreifen vor meinem Mund hielt weitestgehend die Lippen zusammen. Ich musste mich beruhigen, versuchen, langsam ein- und auszuatmen. Mich ganz allein meiner Atmung zu widmen, um so alles andere auszublenden. Unmöglich.

Franziska zog das Messer aus meinem Fleisch und setzte erneut an einer anderen Stelle an. Wäre nicht das Hindernis vor meinem Mund, dann hätte ich mich vermutlich angehört wie eine jammernde Irre, die an ihren eigenen Tränen erstickte.

Blut strömte über meinen Arm, tropfte zu Boden.

Ich verschluckte mich an meinem eigenen Speichel und musste stark husten. Doch da ich bereits mit der Atemnot rang, verkrampfte ich mich so sehr, dass ich damit den Aufgang des Breis in meiner Speiseröhre einleitete. Ich würgte, war aber fähig, das meinen Rachen erklimmende Erbrochene rechtzeitig mit den letzten Speicheltropfen in meinem trockenen Mund hinunterzuschlucken.

»Fertig.« Anerkennend begab sie sich in mein Sichtfeld, das blutverschmierte Messer fest umklammert, und strahlte über beide Ohren.

Sie empfand so viel Freude darin, mich zu quälen.

Vorsichtig wagte ich einen Blick auf das Resultat.

7.

»Wehe, du verreckst mir noch an deiner eigenen Kotze.«

Überwältigt vor allem von den Gefühlen, von den Gedanken und den Schmerzen, bahnte sich eine erneute Ohnmacht an, und dieses Mal mit einer Wucht, dass blitzschnell alles um mich herum schwarz wurde und auch die Geräusche und mein Schluchzen verstummten.

Dieser Zustand war aber nicht von Dauer.

Eine harte Ohrfeige holte mich zurück in meinen schlimmsten Albtraum, und wieder war ich dem Teufel höchstpersönlich ausgeliefert.

»Ich mach ja schon! Findest du es nicht auch schön, sie so leiden zu sehen?«, adressierte das Böse ihre Frage in das Nichts.

Hier war verdammt nochmal niemand.

Sie ist irre. Geisteskrank.

Franziska massierte sich mit einer Hand leicht gereizt die Schläfen.

»Vater! Ich mache ja schon.« Das Messer rutschte aus ihrer schlanken Hand und fiel klirrend auf den dreckigen Boden, der ebenfalls aus Holzbalken bestand.

In meinem Gehör piepte es aufgrund des Schlages und das Blut rauschte in beiden Ohren so laut, dass ich dachte, nichts anderes mehr hören zu können.

Sie kehrte erneut zu ihrer Tasche zurück und bückte sich hinunter.

»Jaahaaa … ich mache ja schon!«, keifte sie.

Flehend und kraftlos warf ich den Kopf in den Nacken.

Ich war nicht gläubig, aber in diesem Moment schenkte es mir Trost, zu beten. Zumindest gedanklich.

»So, um alles ein bisschen zu beschleunigen.«

Toivos Mutter platzierte Bilder vor mir, die sie der Tasche entnommen hatte.

In der Mitte war eine Frau zu sehen. Blond, klein, schlank und mit einem hübschen Lächeln.

Um dieses Bild legte sie vier andere, die verschiedene junge Frauen abbildeten.

Jede kam mir bekannt vor.

Es handelte sich um die bisherigen Opfer.

Der Qualität der Aufnahmen war zu entnehmen, dass sie die Bilder selbst geschossen hatte.

Diese zeigten jedes Mädchen in einer anderen Situation.

Die eine stand lächelnd an einer Kasse, die andere an der Spüle in der Küche. Das große Fenster ermöglichte die herangezoomte Aufnahme.

»Ich sah dich das erste Mal am See. Da wusste Vater gleich, du bist eine von ihnen. Für dich haben wir den Abschluss aufbewahrt. Du siehst ihr am Ähnlichsten.«

Ihr?

Immer mehr Fragen wirbelten durch meinen Kopf.

Gestresst fegte sie die Fotos zur Seite, als würde es sich nur um Staub handeln. Als würde sie Müll zur Seite schieben, um ihn später endgültig zu beseitigen.

Der brennende Schmerz in meinem Unterarm breitete sich immer weiter aus, bis hin zu meinen Schultern und von dort bis zur Schläfe hinauf.

Wäre das Klebeband nicht gewesen, hätten meine Zähne ununterbrochen zitternd aufeinandergeschlagen.

»Die Idee ist nicht von mir. Ich bin nicht so kreativ. Vater stieß auf diese brillante Idee und versprach mir, mich endlich besser zu fühlen. Er hatte recht.« Das Miststück lachte laut auf. »Was für ein Genie. Gemeinsam haben wir den Plan ausgetüftelt, aber auch vieles auf uns zukommen lassen. Wie das hier.« Sie breitete die Arme aus, als wolle sie mir stolz ihr ganzes Hab und Gut präsentieren. »Geplant war der Mittwoch. Aber als ich hörte, dass ihr zur Polizei gehen wollt, da konnte ich nicht lange fackeln. Vater bestand darauf, sich vorher um meinen Liebling zu kümmern. Er wusste viel zu viel und stand unserem Vorhaben im Weg. Der Junge gefährdete alles. Warum hast du ihn nur so nah an all das gelassen?« Vorwurfsvoll sah sie mich mit vor Erregung leuchtenden Augen an.

Es war nicht meine Absicht gewesen.

Am liebsten hätte ich ihr diesen Satz schreiend an den Kopf geworfen.

»Egal. Dafür haben wir eine Lösung gefunden. Du fragst dich sicherlich, warum ich dir das alles erzähle?« Sie warf mir einen auffordernden Blick zu.

Weil du verdammt noch mal irre bist, du perverses Ungeheuer.

Als besäße sie die Gabe, Gedanken zu lesen, schüttelte sie enttäuscht und besserwisserisch den Kopf. »Falsch. Es ist der Weg zur endgültigen Befreiung. Die Offenbarung.«

Eine weitere Ohrfeige traf meine Wange.

Weitere Folter wollte ich nicht über mich ergehen lassen. Konnte ich nicht.

Ich hoffte, mein Körper würde bald streiken und mich ins Jenseits befördern.

»Du sollst nicht stehlen.« Mit diesen erbost ausgesprochenen Worten machte Franziska sich an meinem anderen Arm zu schaffen, nachdem sie das Messer aufgehoben hatte.

Nein, nein, nein! Das halte ich nicht aus.

Die Folter musste ein Ende finden.

»Gebot 7, falls du es nicht verstanden hast. Falls du so dumm wie die Nachrichten und Polizei bist.« Ein Kichern verließ ihre schmalen Lippen.

Das Messer drang erneut in mein Fleisch ein.

Bald würde ich mich selbst in die Ohnmacht kreischen. Und wenn nicht mein Gebrüll es war, dann war es der Schmerz.

»Versuch nur weiter zu schreien. Du musst büßen. Es muss so sein.« Die Überlegenheit in ihrer Stimme war unüberhörbar.

Aber wofür büßen?

»Gebot 4, du sollst Vater und Mutter ehren. Gebot 5, du sollst nicht töten. Gebot 8, du sollst nicht falsch Zeugnis reden wider deinen Nächsten. Gebot 6, du sollst nicht ehebrechen«, zählte sie auf, während sie mir die Nummer 7 in die Haut ritzte. Ohne Reue, ohne Scham und ohne Nachempfinden der Qualen, die ich durchlebte. Franziska war vollkommen in ihrem Element. Wie ein Kind, welches seine Bestimmung gefunden zu glauben schien.

Die Nummern der anderen Opfer, schoss es mir durch den Kopf.

»Du fragst dich sicherlich *auch,* warum das ganze Theater, wenn ich doch selber gegen das 5. Gebot verstoße. Aber du vergisst dabei, dass es was ganz anderes ist. Hier handelt es sich um Gerechtigkeit. Und die entschuldigt so einiges.«

Meine Peinigerin erweckte den Anschein eines zum ersten Mal Blut leckenden Raubtieres, welches sich vor Gier kaum halten konnte. Nur lag der Unterschied darin, dass sie bereits mehrfach Blut geleckt hatte und junge Frauen mit ihrem Leben bezahlen mussten.

Die Folter war gefühlsbetäubend und raubte mir jeglichen Verstand. Keinen klaren Gedanken konnte ich mehr fassen.

Ich fühlte mich leer und verloren.

Auch die Kraft zu kreischen schwand langsam. Mein Rachen fühlte sich wund und trocken an. Meine Augen waren angeschwollen und fühlten sich klebrig an.

Unweigerlich biss ich mir auf die Zunge. Der metallene Geschmack nach Blut breitete sich schnell in meinem Mundraum aus.

Nachdem ihr Werk vollendet war, warf sie das Messer neben die Tasche.

»Sie verstieß gegen alles. Dieses Miststück von Mutter, die mein ganzes Leben verkorkste. Jemand *muss* büßen.« Ihre Miene wandelte sich binnen Sekunden. Vom leichten, selbstgefälligen Lächeln, welches ihre Mundwinkel umspielt hatte, war keine Spur mehr.

Mit verhärteter und entschlossener Miene machte Franziska sich mit langen Schritten auf den Weg zu der Tasche. Dabei kehrte sie mir den Rücken zu. Ich schloss meine Augen, ohne Gefahr zu laufen, eine Handfläche auf meiner Wange spüren zu müssen. Eine bleierne Macht schien mich in ihren Bann ziehen zu wollen. Mein Körper wurde schwerer und schwerer.

Gott im Himmel, ich bin so müde. Nur ein kleines Nickerchen …

Mein Kopf sackte zur Seite, doch ich schreckte sofort wieder auf.

»Sie verweigerte mir den Kontakt zu meinen Großeltern, ihren Eltern. Sie hasste sie, obwohl diese ihr nur ein gutes Leben ermöglichen wollten.« Der Zorn in ihrer Stimme spitzte sich zu.

Du sollst Vater und Mutter ehren.

Soweit war ich noch imstande, die immer klarer werdenden Zusammenhänge zu erkennen.

»Sie hatte ihr erstes Kind abgetrieben. Diese Hure. Das ungewollte, von einem One-Night-Stand stammende Kind ließ sie einfach mithilfe der Kalium-Natrium-Methode verrecken.« Abwertend spuckte sie auf den Boden. Verabscheuung loderte im Ungeheuer.

Du sollst nicht töten.

Dann starrte sie mich wieder an und mir kam es so vor, als hätte sie vergessen, wie man blinzelte.

Ich vermied direkten Blickkontakt. Wollte nicht in die Augen eines Monsters schauen, die die Abgründe der menschlichen Psyche zeigten.

»Vater wurde unzählige Male von ihr betrogen. Hintergangen hat sie ihn!« Kurze Pause. Toivos Mutter schluckte den Zorn deutlich hörbar hinunter. Doch dieser Versuch war zum Scheitern verurteilt. Ihr Oberkörper bäumte sich weiter auf und sie biss sich so stark auf die Zähne, dass die Wangenknochen hervortraten.

Du sollst nicht ehebrechen. Der fehlende Finger.

»Ja, ich weiß, Vater. Die Zeit ist knapp, vor allem wegen dem verdammten Weib, welches sich einfach vom Acker machen konnte. Ausgerechnet an einem Ruhetag! Aber du warst ja schlau genug gewesen, auf die Idee zu kommen, sie woanders hin als alle anderen zu verschleppen. Doch nun muss ich es so vollenden, wie wir … wie du es von mir verlangtest.« Sie räusperte sich und griff nach dem Kanister, den sie bei der Bemühung, einen letzten klaren Gedanken zu behalten, vor sich abgestellt hatte, und schraubte den roten Deckel auf.

Himmel, nein! Benzin. Es war Benzin!

Winselnd und windend verdrehte ich meinen Körper in der Hoffnung, mich losreißen zu können.

Die Schmerzen, verstärkt durch die höllische Kälte, schränken meine Kräfte ein, nahmen immer weiter Besitz von mir, bis sie das einzige waren, was ich noch verspürte.

Nichts war übrig geblieben. Keine Hoffnung, keine Trauer und keine Wut. All das ging unter.

Ich hatte den Kampf gegen die starken Wellen verloren, die alles Lebenswerte mit sich in die Tiefe rissen. Wenn ich nicht verblutete, dann starb ich sicherlich einer Erfrierung wegen.

Während Franziska mit finsterer Miene, die in die Tiefe ihre Seele blicken ließ, auf mich zusteuerte, den Kanister fest zwischen ihren Fingern, fuhr sie fort: »Die Schlampe hat sich über alles und jeden ausgelassen. Verbreitete Lügen und war erfüllt von einem Neid, dass es unvorstellbar war, eine einzige, kleine Person könne davon so viel in sich tragen.«

Du sollst nicht falsch Zeugnis reden wider deinen Nächsten. Der zugenähte Mund.

»Zu allem Überfluss hat sie gestohlen, hat die Gesellschaft hintergangen und mich darunter leiden lassen. Nie war sie zu Hause. Für verfickten Alkohol und Zigaretten!«, schrie die Frau mir ins Gesicht.

Das Parfum von Patrick, welches sich auch auf den Klamotten von Franziska festgesetzt hatte, und übler Mundgeruch flogen mir entgegen.

Reflexartig zog ich angewidert meinen Kopf zur Seite.

»Schau mich an!« Voller Wut packte Franziska mich mit einer Hand an den Wangen, quetschte sie zusammen und näherte sich meinem Gesicht so weit, dass uns nur noch wenige Zentimeter trennten.

Hass blitzte in ihren Augen auf.

Als sie von mir abließ, hob sie den Kanister in die Höhe.

Weiter und weiter fügte sich das Bild zusammen. Ganz von allein.

Die folgenden Gedanken waren Selbstläufer. Es bedurfte keinerlei Anstrengung, die Offensichtlichkeit ihrer Taten zu einem Ganzen zusammenzufassen.

Ich sollte für die Sünden ihrer Mutter büßen. Nur, weil ich ihr ähnlich sah und der Irren ein Gefühl der Befreiung verschaffte.

Ich fuhr zusammen, als die Flüssigkeit auf meinen Körper rieselte. Meine offenen, blutenden Wunden auf den Unterarmen begannen so stark zu brennen, dass ich dachte, dieses Gefühl würde mich endgültig von innen auffressen, mir die letzten Lebensgeister entziehen.

»Vater erklärte mir, dass jemand dafür büßen musste. Dafür, was sie mir angetan hatte. Und ihm. Die Frage war nur, wer. Die meiste Befriedung würde mich erfüllen, wenn sie ihr ähnlich sahen. Mit dir habe ich den Jackpot geknackt, deshalb bist du die Auserwählte. Die Erfüllung. Gott wollte es auch so, sonst wäre alles anders gekommen. Solche Sünder müssen einfach bestraft werden«, offenbarte die Verrückte weiter.

Ich schloss meine brennenden Augen, damit nicht noch mehr der beißenden Flüssigkeit meine Netzhaut bedeckte.

Es handelte sich glücklicherweise nicht um Benzin.

Schlagartig packte mich die offensichtliche Erkenntnis.

Für verfickten Alkohol und Zigaretten, schallte die rauchige Stimme in meinen Verstand.

Die Verrückte will mich anzünden … bedeckt mit Alkohol.

Selbst meine Gedanken gerieten ins Stocken.

»Bald wird dir wieder warm«, bestätigte sie meine Vermutung und setzte ihr Vorhaben fort, indem der Kanister vollständig entleert wurde.

»Das ist das Ende. Nicht nur deines. Auch das dieser kleinen Holzhütte. Nichts soll mehr von meiner schmerzvollen Vergangenheit übrig bleiben. Es ist der abschließende Schritt des kommenden Neuanfangs.«

Für dich hoffentlich im Knast.

Auch den leeren Kanister warf sie zu Boden und ich hörte, wie sie in der riesigen Tasche herumkramte.

»Heute Morgen dachte ich, meine Ohren würden mich täuschen. Dein heutiges Schicksal war damit besiegelt, dass ihr zur Polizei wolltet.«

Du lässt dich die ganze Zeit täuschen. Die Stimme deines rachsüchtigen Vaters existiert nur in deinem G.O.T.T.V.E.R.D.A.M.M.T.E.N. Kopf!

Rückblickend war alles die Schuld meiner Eltern gewesen. Wegen ihnen war ich zur falschen Zeit am falschen Ort.

Was hätte ich dennoch in diesem Moment dafür getan, um ein letztes Mal ihre Gesichter sehen zu können, ihnen meine Entschuldigungen für mein zickiges Verhalten auszusprechen und auch Sebastians nervige Stimme zu ertragen.

Und Toivo. Wie gern hätte ich die Zeit zurückgedreht, an den Tag, an dem ich ihn in den ganzen Albtraum mit hineingerissen hatte.

Aber wer hätte wissen können, dass der geisteskranke Serienmörder, der sein Unwesen trieb, mit ihm unter einem Dach hauste. Und zum Überfluss sogar nicht mal ein Er war, sondern eine gefühlskalte Mutter, die gerade das komplette Leben ihres Kindes ruinierte.

Ich.

Ich hätte es wissen müssen.

Der Geruch.

Den in mir einen Brechreiz auslösenden Geruch hätte ich mit ihr in Verbindung bringen können.

Ich war nur zu doof gewesen.

Mein ganzes Schicksal hatte in meinen Händen gelegen und ich hatte die Warnsignale ignoriert, sodass ich in einer Situation landete, vor der mich mein Unterbewusstsein auf unerklärliche Art und Weise bewahren wollte.

Durch die Kälte hatte der Schmerz nachgelassen.

Die tiefe Müdigkeit legte sich erneut wie ein Schleier über mich.

Ich wusste, dass ich dagegen ankämpfen musste.

Nur wofür? Schimmerte doch noch etwas Hoffnung in mir? Und wenn ja, Hoffnung weshalb? Dass mich jemand in letzter Sekunde vor dem Tod bewahrte? *Ausgeschlossen, Emma.*

Die rationale Stimme in mir wurde immer lauter und riet mir, mich einfach endlich fallenzulassen.

Gib dem Widerstand in dir nach. Sträube dich nicht.

Sie siegte.

Der einzige Wunsch, der nun noch in mir schlummerte, war der Wunsch nach Erlösung.

Zünde mich endlich an. Los! Zieh einen Schlussstrich.

Mir wird sowieso niemand zu Hilfe kommen.

Franziskas große, angsteinflößende Gestalt erschien vor meinem unscharfen Blickfeld.

Die Haare klebten mir im Gesicht und die zu große Kleidung klebte an meinem erfrierenden, blau anlaufenden Körper.

»Vater ist nun zufrieden. Und so bin ich es auch«, stellte sie nickend fest und fischte eine Streichholzschachtel aus der Jackentasche.

Erlöse mich von der Folter.

Ich drohte wegzunicken. Das war mir sogar recht.

Mittlerweile stellte es eine Herausforderung dar, meinen Blick zu fokussieren. Mehr und mehr verschwamm meine Perspektive.

»Möge Gott dich in die Hölle schicken und mir verzeihen.« Mit diesen Worten streckte sie die Schachtel, die der sie zuvor ein kleines Streichholz entnommen hatte, ehrend in den Himmel und atmete tief ein und aus.

Mein Schicksal annehmend, schloss ich die aufgequollenen Augen und nahm einen letzten, durch meinen ganzen Körper bohrenden Atemzug über die Nase auf. Inhalierte ein letztes Mal den widerlichen Duft von dem Parfum, an welches ich mich auch nach meinem Tod noch erinnern würde. Den Geruch ihres in der Luft liegenden Mundgeruchs. Eine Mischung aus Zigaretten, lange nichts mehr gegessen zu haben und alten Holzes.

»Stopp!«, durchbrach eine angenehm vertraute Stimme die tödliche Stille, gefolgt von dem Geräusch einer aus den Angeln reißenden Tür.

Ich riss schockiert die geschwollenen Augen auf.

»Verzeih mir, Vater«, flüsterte Franziska, als sie von einer anderen großen, grunzenden Gestalt zu Boden geworfen wurde.

Was passiert hier gerade?

In der Ferne ertönten Polizeisirenen.

»Heilige Mutter Maria ...« Patrick blieb keuchend im Türrahmen stehen und schlug sich verstört beide Hände vor den Mund.

Patrick? Toivo?

Blitzschnell, etwas schneller, als mein Zustand es eigentlich zuließ, wandte ich meinen Kopf zu den beiden auf dem Boden liegenden Personen.

Die dunklen, etwas längeren Haare.

Die dunkelblaue Winterjacke.

Es war Toivo, der nun brüllend auf seiner eigenen Mutter saß, welche still unter ihm lag.

Er selbst wirkte entkräftet.

»Ich tat das für uns! Damit es mir besser geht, mein Junge«, schluchzte Franziska.

Für mich hörte es sich wie aus weiter Ferne an. Meine Sicht war verschleiert, dennoch konnte ich erkennen, wie er sie einfach nur regungslos anstarrte.

Intensive Gefühle der Erleichterung durchfluteten mich. Es war zu viel für mich. Seufzend ergab ich mich meiner nahenden Ohnmacht.

19

»Ich glaube, unser Liebling wacht auf«, ertönte eine leise Stimme aus weiter Ferne.

Noch war alles schwarz.

»Schätzchen? Kannst du mich hören?«, versuchte die Stimme mich ins Jetzt zu holen.

Ich nahm wahr, wie jemand nach meiner Hand griff. Die Finger des anderen waren warm und angenehm weich.

Langsam spürte ich auch den gemütlichen Untergrund, auf dem ich lag und dass etwas stramm um beide Unterarme gewickelt war.

»Kannst du die Augen öffnen?« Es war meine Mutter, die sanft zu mir sprach.

Endlich war ich in der Lage, meine empfindlich auf das Licht reagierenden Augen zu öffnen. Stück für Stück.

»Gott sei dank!«, atmete Dad erleichtert aus. Mom übte kurz und dankbar Druck auf meine Hand aus, die in ihrer ruhte.

Beide schauten mich aus geröteten Augen an.

Meine Mutter saß auf einem kleinen Hocker und mein Vater stand, mit leicht vorgebeugtem Oberkörper und einer Hand auf ihrer Schulter ruhend, hinter ihr.

Beide lächelten mich an.

»Wie geht es dir?« Liebevoll streichelte Mom meine Hand. Ihre ungebändigten Haare standen wie elektrisiert vom Kopf ab. Der Pferdeschwanz erfüllte schon längst nicht mehr seinen Zweck.

Bei genauerem Umsehen erkannte ich das Krankenzimmer. Es ähnelte dem von dem blonden Mädchen, das wir vor nicht allzu ferner Zeit besucht hatten.

Mein Mund war trocken und mein Kopf dröhnte. Ich wollte meinen Arm heben, um nach dem Wasserglas auf dem Abstelltisch neben meinem Bett zu greifen, aber der Schmerz hinderte mich daran.

»Warte, warte!« Mom legte mir ihre freie Hand auf den Oberarm und reichte mir das Glas.

»Danke«, krächzte ich.

»Du weißt gar nicht, wie froh wir sind, dass du aufgewacht bist. Einen ganzen Tag lang warst du nicht ansprechbar.« Ihre Augen füllten sich mit Tränen. »Es war schrecklich. Die Ärzte konnten nicht sagen, ob du es schaffst, geschweige denn, welche Folgeschäden du erleiden wirst. Einer hatte nur behauptet, dass dich dein Adrenalin in der Hütte am Leben gehalten hat. Sonst hätte es noch schlimmer um dich gestanden. Vor allem wegen des hohen Blutverlusts.« Ihre Hand entglitt meiner, damit sie ihre nassen Augen mit dem Handrücken abtupfen konnte.

Meine Arme. Für immer werde ich nun Narben tragen. Narben, die eine Geschichte erzählen. Ich war Nummer 7.

»Ich gehe mal einen Arzt holen«, meldete sich mein Vater zu Wort.

»Ist gut.« Sie drehte sich kurz zu ihm und nickte kaum merkbar.

Er verschwand aus dem Krankenzimmer, dessen Ausblick wunderschön war. Das große Fenster ermöglichte einen Blick auf den schneebedeckten Wald. Die Sonne ging gerade unter und tauchte den fast wolkenfreien Himmel in ein rötliches Orange.

So friedlich.

Meine Träume hatten recht behalten. Ob es nun Zufall gewesen war oder nicht. Es war eingetreten und der Rest bedeutungslos.

Es klopfe an der Tür.

»Ja?« Mom drehte sich um.

Die Tür öffnete sich einen kleinen Spalt und ein Kopf spähte hindurch.

Toivo.

»Kann ich reinkommen?«, fragte der noch blasser als sonst wirkende Junge.

»Ja klar«, kam ich Mom zuvor und rutschte im Bett etwas hoch.

»Ich lasse euch mal kurz allein und hole mir einen Kaffee. Du kannst von Glück reden, Süßes. Er hat dir das Leben gerettet.«

Und im Gegenzug dafür wäre seines fast genommen worden. Und das nur, weil ich mein verflixtes Handy nicht gefunden hatte und deshalb einen Abstecher nach Hause machen musste. Und dabei war es die ganze Zeit in meiner Jackentasche gewesen und ich hatte einfach vergessen, dort nachzusehen.

Als sich Moms und Toivos Wege kreuzten, legte sie mütterlich eine Hand auf seine Schulter, formte mit den Lippen ein leises »Danke« und schloss die Tür hinter sich.

Seinem Gang nach zu urteilen, war auch er nicht in bester Verfassung. Ächzend plumpste er auf den Hocker, auf dem zuvor noch Mom gesessen hatte.

»Ich bin so froh, dass du es geschafft hast«, ergriff er das Wort.

Toivo sah schrecklich aus. Seine aufgesprungenen, trockenen Lippen wiesen an einer Stelle sogar Nähte auf. Ein Auge war rundum blau-violett gefärbt und tiefe Krater unter seiner Augen untermalten das dazu kreidebleiche Gesicht.

»Was hat sie dir angetan?«, flüsterte ich schockiert.

Ich wagte es nicht, ihren Namen auszusprechen.

Das Letzte, an das ich mich erinnern konnte, war, wie er sich auf seine Mutter gestürzt hatte.

Er zuckte vorsichtig mit den Achseln und wandte den Blick zu Boden. Versuchte seine gebrochene Seele zu verstecken.

»Außer ein paar Prellungen, einer Gehirnerschütterung und dem da …« Er kreiste mit dem Zeigefinger um sein Gesicht, als er kurz aufschaute. »… ist alles okay.«

Außer? Er macht wohl Witze. Er war von seiner eigenen Mutter aufs Übelste zusammengeschlagen worden.

»Klingt grausam. Und das wegen mir«, flüsterte ich.

»Mach dir darum keine Sorgen. Ich lebe noch. Und hey, ich bin nur zwei Zimmer weiter.« Betrübt grinste er.

Seinen Humor hat er nicht verloren.

Und trotzdem konnte er mir nichts vorspielen.

Am liebsten hätte ich mit einem lockeren Spruch geantwortet, doch ich war noch zu schwach. Und nun, wo mir die ganze Situation und deren Ausmaß auf Toivos zukünftiges Leben immer klarer wurde, spürte ich, wie sich mein unausgesprochenes Leid einen Weg in mein Bewusstsein bannte und mich der Kloß, der sich in meinem Hals bildete, am Sprechen hinderte. Stattdessen griff ich nach Toivos kalter Hand und versuchte Blickkontakt aufzubauen.

Tatsächlich hob sich sein Kopf.

Seine leeren, braunen Augen suchten die meinen. Sie waren so gerötet, dass ich sofort wusste, dass er die gesamte Nacht oder sogar den darauffolgenden Tag mit Weinen verbracht hatte. Das war der Augenblick, an dem ich wusste, dass nun ich es war, die für ihn da sein musste.

Wir schwiegen eine Weile, versanken in den Pupillen des anderen. Es waren keine Worte nötig, um miteinander zu kommunizieren. Er fuhr sich durch das Haar und schien auch seine körperlichen Schmerzen verbergen zu wollen. Die Langsamkeit seiner Bewegungen sprach allerdings Bände.

»Was ist mit ihr passiert?« Ich weigerte mich weiterhin, den Namen auszusprechen. Es wäre sein gutes Recht, nicht auf diese Frage zu antworten, doch er tat es.

»Sie ist krank«, setzte er an und räusperte sich.

»Warte«, unterbrach ich ihn, während er kurz Luft holte. »Wenn du nicht willst, musst du nicht darüber sprechen. Es muss unfassbar schwer für dich sein.«

Die Müdigkeit zerrte an mir, aber ich versuchte sie auszublenden. Nach diesem Gespräch würde es noch unzählige Möglichkeiten für Schlaf geben. Was gab es sonst auch anderes in einem Krankenhaus zu tun.

»Paranoide Schizophrenie«, überhörte er mich gekonnt. »Ihr Vater ist bereits seit vielen Jahren tot. Mir wurde nie etwas von ihrer Krankheit erzählt. Sie hielt es immer geheim, weil sie sich schämte. Als Pa dann starb, hörte sie auf, ihre Medikamente zu nehmen und begann zu trinken. Die Stimmen, die damit einsetzten, gehörten allein zu ihrem Vater, der ihr falsche Versprechungen gab, sie dazu verleitete, Sachen zu tun. Sie fühlte sich so einsam, vermisste Pa und ihren Vater und ließ deshalb alles zu. Kaputte Menschen tun kaputte Dinge, um sich weniger verloren zu fühlen, ohne es zu wissen.

Aufgrund ihrer Traumata als Kind schwor sie sich, eine bessere Mutter zu werden, wollte Negatives von mir fernhalten. Bis vor wenigen Wochen, als alles auszuufern begann. Selbst Patrick wusste, dass sie eigentlich unter einer Medikation stehen musste. Darum immer diese Auseinandersetzungen. Er sorgte sich um sie«, klärte er mich auf.

Für große Gestiken oder Gesichtsausdrücke, die mein Innenleben widerspiegelten, fehlte die Kraft. Deshalb nickte ich nur leicht. In dieser Sache teilten wir wohl ebenfalls das gleiche Schicksal, denn auch er bemühte sich so wenig Aufwand wie möglich in seine Regungen zu stecken. Toivo war mit Abstand der stärkste Mensch, dem ich jemals begegnet war. Ich konnte und wollte mir nicht ausmalen, wie sein Herz schmerzte, während er mir all das erzählte, ohne in Tränen auszubrechen. Toivos Lebensfreude musste fort sein. Jedes Stück in mir sehnte sich danach, ihn in die Arme zu schließen, ihn so fest zu drücken, bis sich die Scherben seines Inneren wieder zusammenfügten und alles einigermaßen gut war.

»Woher wusstest du, wo du uns finden würdest?«

Das sollte erst einmal die letzte Frage sein, die mir auf der Seele brannte. Mir war bewusst, dass sich dieses Thema so schnell nicht beenden ließ. Für Toivo ein Leben lang nicht.

Er holte tief Luft, fuhr sich schnell über den Bauch, weil dieser offensichtlich schmerzte. Schmerzen des kleineren Übels.

»Ich war mir nicht sicher. Es war eine Vermutung. Als ich im Krankenhaus aufwachte, rief ich zu Hause an, in der Hoffnung, eigentlich Franziska zu erreichen. Dabei bekam ich aber Patrick an den Hörer. Emma, ich Idiot dachte, es war Patrick. Die Morde, die Entführung. Es hätte gepasst, weißt du?« Enttäuschung blitzte in seinen Augen auf. »Na ja, Patrick und ich machten uns sofort auf den Weg, nachdem er mich aus dem Krankenhaus geholt hatte. Er nahm mich die ganze Zeit über nicht für voll. Doch als ich gerafft hatte, dass Franziska hinter all der riesigen Scheiße steckte und ich die Anhaltspunkte zusammengefügt hatte, war mir die alte Kirche zwei Nachbardörfer weiter eingefallen. Dort, wo sie die Zeit bei ihren Großeltern als kleines Kind verbracht hatte. Damals schon war sie sehr religiös gewesen, ihres Vaters wegen, der sie wöchentlich zum Gottesdienst mitnahm und ihr die Bibel näher brachte. Die Kirche, der sie damals mit ihrem Opa öfters einen Besuch abstattete, umgeben von einem kleinen Wald, ist jedoch seit Jahrzehnten verlassen. Und du warst nicht in der Kirche, sondern in deren Beichthütte, die nach Schließung der Kirche als Lagerraum für Arbeitsmaschinen genutzt wurde«, enthüllte er die letzten, fehlenden Puzzleteile.

»Diese Infos habe ich übrigens aus dem Internet. Ist heutzutage ja nicht schwer«, fügte er rasch hinzu.

Der Beweggrund ihrer Auswahl für die Beichthütte erzeugte einen zusätzlichen AHA-Moment in mir. So war es seiner Mutter möglich gewesen, während ihrer Taten zu beichten. Oder zumindest ihrer Interpretation nach *zu gestehen*.

»Danke. Danke für alles, Toivo.« Zu größeren Worten war ich nicht fähig. Es würde niemals möglich sein, sich bei jemandem dafür zu bedanken, vor dem sicheren Tod bewahrt worden zu sein.

»Nicht der Rede wert. Ich habe mich ja selbst mit reinziehen lassen, und wenn dem nicht so gewesen wäre, dann wäre ich trotzdem irgendwann damit in Berührung gekommen. Diese Verrückte lebte immerhin ein ganzes Leben lang mit mir in denselben vier Wänden. Aber jetzt hat alles ein Ende.« Er hielt grübelnd inne.

»Was ist?« Leicht irritiert suchte ich erneut Kontakt zu seinen haselnussbraunen Augen.

Toivo, mein Lebensretter, meine Hoffnung, rang sich ein schwaches Lächeln ab, wobei seine kleine, niedliche Zahnlücke zum Vorschein kam.

»Ich hoffe natürlich nicht, dass das jetzt auch mit uns ein Ende hat.«

Ich schmunzelte beherzt, obwohl es angesichts der betrübten Stimmung nicht angebracht war.

Ich hätte nicht gedacht, dass ein Satz zu diesem Zeitpunkt so unpassend wie auch passend erscheinen konnte. Er brauchte sich scheinbar um solche Momente nicht einmal bemühen.

Was er allerdings benötigte, war eine Person, der er sein Herz öffnen konnte.

Ich werde diese Person sein, Toivo. Ich verspreche es dir.

– E N D E –

DANKSAGUNG

Ich bedanke mich herzlich beim ganzen Luzifer-Team für das Möglichmachen meiner Veröffentlichung und die tolle Arbeit. Unter anderem geht mein Dank an Michael Schubert für das grandiose Cover! Auch danke ich Susanne Winkler, die mir auf jede meiner Fragen eine Antwort gab, und das so schnell es ging. Ich möchte die Danksagung gar nicht in die Länge ziehen (für die, die sie überhaupt noch lesen) und bedanke mich schließlich bei allen Lesern, die das Buch gelesen haben (und hoffentlich mochten) und bei meiner Familie und Bekannten, die mich beim Prozess unterstützt und an mich geglaubt haben.

LUZIFER
VERLAG